工业和信息化普通高等教育"十三五"规划教材

21世纪高等教育计算机规划教材

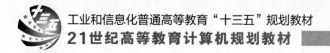

医药信息技术基础
实践指导（第3版）

Principles and Practices of
Medical Informatics

晏峻峰 刘青萍 主编

U0258308

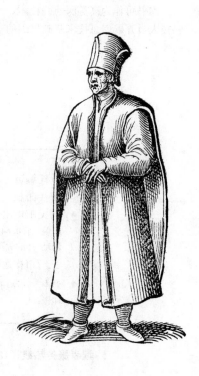

人民邮电出版社

北 京

图书在版编目（CIP）数据

医药信息技术基础实践指导 / 晏峻峰，刘青萍主编
. -- 3版. -- 北京：人民邮电出版社，2020.2（2022.1重印）
21世纪高等教育计算机规划教材
ISBN 978-7-115-53295-4

Ⅰ．①医… Ⅱ．①晏… ②刘… Ⅲ．①计算机应用—
医药学—高等学校—教材 Ⅳ．①R319

中国版本图书馆CIP数据核字(2020)第006399号

内 容 提 要

本书是与晏峻峰、刘青萍主编的《医药信息技术基础（第3版）》配套使用的实践教材，用于实践课堂与课后开展学习活动的指导。全书内容涉及 6 个实验项目，包括医药信息与计算机、信息获取与存储、多媒体信息的加工与表达、信息处理与智能化、网络与信息安全和信息资源管理与利用，共 28 个实践活动。

本书可作为高等医药院校本、专科学生的计算机基础课程的实践教材，也可作为医药卫生领域科技人员开展信息技术基础培训的实践教材，还可供从事办公自动化工作的读者学习和参考使用。

◆ 主　编　晏峻峰　刘青萍
　　责任编辑　邹文波
　　责任印制　王　郁　陈　犇
◆ 人民邮电出版社出版发行　　北京市丰台区成寿寺路 11 号
　　邮编　100164　电子邮件　315@ptpress.com.cn
　　网址　http://www.ptpress.com.cn
　　三河市祥达印刷包装有限公司印刷
◆ 开本：787×1092　1/16
　　印张：9　　　　　　　　　2020 年 2 月第 3 版
　　字数：232 千字　　　　　　2022 年 1 月河北第 3 次印刷

定价：29.80 元

读者服务热线：(010)81055256　印装质量热线：(010)81055316
反盗版热线：(010)81055315
广告经营许可证：京东市监广登字 20170147 号

本书编委会

主　编：晏峻峰　刘青萍

副主编：李　曼　王志辉　周燃犀　王林峰

编　委：（按姓氏笔画排列）

王志辉　王林峰　占　艳　任学刚　刘东波

刘青萍　杨　平　李　曼　李　鹏　吴世雯

陆必燊　周　知　周燃犀　袁慧灵　晏峻峰

瞿昊宇

第3版
前　言

　　《论语·卫灵公》："工欲善其事，必先利其器。居是邦也，事其大夫之贤者，友其士之仁者。"器，即工具。要做好工作，先要使工具锋利。比喻要做好一件事，准备工作非常重要。医药信息技术是医药专业学习必备的工具，学好医药信息技术，专业准备工作做好了，就可以事半功倍！

　　本书是在第2版的基础上修订而成的，知识内容体系由晏峻峰、刘青萍构建。编者重新梳理了本书的结构，力求结构清晰、层次分明、特色鲜明。本书遵循"学生为中心、思维为导向、能力为本位"的教育改革与发展的新思路，融入"项目驱动，任务导向"的教学模式，以信息活动的过程为主线，引导学生通过验证性实验和探究性实验开展学习活动，并在完成学习项目的过程中掌握信息知识、提高信息素养、培养综合能力。

　　全书共包含6个项目，编写工作的分工如下：项目1由周燃犀编写；项目2由刘青萍编写；项目3的活动1～活动4、活动7和活动8由李曼编写，活动5和活动6由任学刚编写；项目4由晏峻峰编写；项目5由王志辉编写；项目6由王林峰编写。各编委参与了对应项目的资料整理、审校、部分活动的撰写工作；袁慧灵、陆必燊参与了资料整理和校稿等工作。编者希望读者能够通过开展书中的各项活动，全面提高计算机操作技能，显著地提高医药信息素养，有效地拓展创新思维能力。

　　由于编者水平有限，书中难免存在疏漏与不妥之处，敬请批评指正。

编者

2019年12月

目　录

项目 1
医药信息与计算机

活动 1　医药信息技术专题报告与讨论

一、活动目的

1. 了解医药信息学的研究内容和信息技术在医药领域的应用方向；

2. 掌握使用搜索引擎在线查找信息的方法；

3. 熟悉使用网络数据库查找信息的方法。

二、活动内容

1. 选择活动主题

针对如下医药信息领域的研究问题准备一篇发言稿，以通俗易懂的方式介绍项目所涉及的相关知识：

- 医学影像处理技术；
- 医学知识工程、知识表达、知识库、推理机和医学专家系统；
- 计算机化的医疗仪器设备的研发；
- 网络医疗，如远程监护、远程医疗等；
- 计算机辅助医学教育；
- 医疗电子商务；
- 医用机器人工程；
- 医学隐私保护与信息安全；
- 数字化虚拟人；
- 医学人工智能；
- 精准医疗；
- 电子病历；
- 医疗区块链。

2. 使用搜索引擎查找所需信息

利用搜索引擎（如 Baidu）在网上搜索主题项目的相关信息，记录最切合主题的信息站点的网页地址、信息摘要及有特色的图片。整理获得的信息之后，以 Word 文档保存，作为附件发送到自己的电子邮箱。

3. 使用期刊数据库查找所需信息

分别使用维普和中国知网进行全文数据库的检索，搜索你所选择的主题。阅读文章摘要后，从维普和中国知网各下载 3 篇最切合主题的全文，将其作为附件发送到自己的电子邮箱。

4. 整理撰写报告

依据搜索到的内容，使用 Word 或 WPS 撰写文档，将撰写好的报告交给老师。

活动2　计算机的选购

一、活动目的

1. 了解配置计算机的基本流程；
2. 熟悉微型计算机系统的硬件和性能参数；
3. 根据自己的需求配置所需的计算机。

二、活动内容

1. 选购计算机的主要流程

（1）确定需选购的计算机种类

从实际应用的角度来说，个人选购计算机主要分为台式机和笔记本电脑。这两种计算机各有其优缺点，分别适用于不同的使用场合，如表 1-1 所示。

表 1-1　　　　　　　　　　台式机和笔记本电脑的优缺点及适用场合

种类	优点	缺点	适用场合
台式机	① 性价比高。相同价格下，性能比笔记本电脑要高出一档，甚至几档。 ② 散热性好。适合长时间运行对图形图像要求较高的程序	① 便携性差。台式机由机箱、显示器、鼠标和键盘组成，机器笨重、体积大，不便于携带。 ② 功耗较大。功耗通常是笔记本电脑的 3 倍或 4 倍。 ③ 无续航时间。只能在通电状态下工作，一旦断电，则停止运行	追求性价比（或者高性能），不需要经常移动计算机。一般家庭和工作单位使用台式机
笔记本电脑	① 便携性好。相比于台式机，笔记本电脑显得小巧轻便，便于携带。 ② 功耗较低。功耗通常是台式机的 1/3 或 1/4。 ③ 有续航时间。可以在断电情况下，使用自带电池工作 2～10 小时（视笔记本电脑性能与电池容量而定）	① 性价比较低。相比于同等价位的台式机，性能要逊色一个档次甚至 更多。 ② 散热性较差。在配备独立显卡的情况下，机器散热是个难题	追求便携性，或者要求在没有电源的情况下使用计算机。一般个人倾向于配备笔记本电脑

（2）根据经费预算和个人需求确定所购机器

下面分别从台式机和笔记本电脑两个方面进行介绍。

① 台式机选购策略

a. 品牌台式机与组装台式机。品牌台式机有整机质保期，通常为 3 年；组装台式机没有整机质保，但每个部件同样有质保期。组装台式机性价比更高，但售后服务比品牌台式机差。下面主要考虑组装台式机的选购。

b. 性能考虑。当前 PC（个人计算机）的 CPU 厂商主要为 AMD 和英特尔。当选定 AMD 处理器或英特尔处理器后，就需要选购相应的主板和显卡。通常，用户会配置性能较好的 CPU，而忽略其他方面。实际上，机器的整体性能与 CPU、内存、显卡、主板、硬盘等均有关系。

- 由于当前计算机仍然是按照存储程序的原理进行工作，导致所有的程序都必须先加载到内存，然后由 CPU 从内存中读取程序运行。所以，扩大内存容量通常能显著改善性能，且成本较低。

- 若对图形图像的处理有较高要求，则需要配备独立显卡。例如，运行大型 3D 游戏时，若仍然采用集成显卡，则会出现游戏画面不流畅甚至卡顿、死机的现象。而对于日常办公和应用，集成显卡就足够了。

- 当前硬盘分为机械硬盘和固态硬盘。机械硬盘已经存在许多年，技术成熟，价格便宜，其性能与寻道时间、转数、缓存大小等有关；固态硬盘是未来硬盘的发展趋势，其运行速度远远高于机械硬盘，但其价格较贵。

c. 其他考虑因素。

- 如需获得较好的操作体验，可选购操作手感较好的鼠标和机械键盘。

- 对于常用计算机观看影片和运行大型游戏的用户，应配备尺寸较大的显示器，通常在 22 英寸（1 英寸≈2.54cm）以上。

- 为了更好地防止电磁辐射，应配置材质较好的机箱（如镀锌钢板的机箱）。

- 如需存储大量资料（如经常从网上下载大量的影像资料），则应配置大容量硬盘，通常应在 2TB 以上。

- 配件品牌考虑。不同品牌的配件，价格差别较大。在某些情况下，为了性能平衡，可以稍微降低次要配件的品质，配置二线或三线品牌的配件，而将多出的预算用于购买性能更好的关键配件。

② 笔记本电脑选购策略

a. 品牌考虑。不同品牌的笔记本电脑，即使配件参数相同，价格差别也非常明显。例如，对于同等配件参数的神舟笔记本电脑和 ThinkPad T 系列笔记本电脑，前者比后者通常便宜一半甚至更多，但后者用料更扎实、做工更好、外观更好、机器性能更稳定。需要说明的是，相同配件参数不等于同等性能。机器的整体性能不但与硬件有关，还与软件特别是操作系统有关。

b. 尺寸考虑。当前主流笔记本的尺寸有 12.1 英寸（或 12.5 英寸）、13.3 英寸、14.1 英寸和

15.6 英寸。尺寸越大，屏幕越大，通常性能也越强，但质量也越大，便携性也就越差。一般用户选择 13.3 英寸和 14.1 英寸，对便携性要求很高的用户，通常会选择 12.1 英寸。

c. 性能考虑。与台式机一样，笔记本电脑的性能也要从整体上考虑 CPU、内存、显卡、硬盘等配件之间的关系。只有各个配件之间的性能相匹配，使所有配件发挥最大功效，才能获得最好的性能。需要说明的是，受笔记本电脑体积和散热问题的限制，笔记本电脑的显卡性能通常较弱。

d. 其他考虑因素。

- 外观。通常女性用户和男性用户对笔记本电脑的颜色和造型的偏好不同。
- 个人体验。相比于二线和三线品牌，通常一线品牌的笔记本电脑做工更讲究、外观更好、操作舒适度更高。
- 如需存储大量资料，则应配置大容量硬盘，通常应在 2TB 以上。

总之，应根据经费预算和个人需求来配置自己所需的笔记本电脑。对普通用户而言，通常低档配置的笔记本电脑就能满足需求；对于有特殊要求的用户，可以配置具有能满足该要求的关键配件的笔记本电脑。

2. 制定计算机配置方案

根据以上介绍，并查阅网络资料，表述自己对计算机配置的需求，并按照如下步骤制订一个具体的计算机配置方案。

（1）阐述自己的经费预算和所购计算机的用途。

（2）根据（1）中的阐述和本节介绍的选购流程步骤，决定所购计算机的种类，即台式机或笔记本电脑。

（3）根据自己的预算和需求，针对自己所选的计算机种类，从价格、品牌、尺寸、性能参数、外观、用户体验等方面综合考虑。若是配置台式机，请列出一个详细的机器配置单和这样配置的理由；若是选购笔记本电脑，请给出所选机器的具体品牌型号和选购的理由。

活动 3　操作系统的使用

一、活动目的

1. 了解操作系统的基本概念及功能；
2. 了解常用的操作系统；
3. 掌握 Windows 7 操作系统的基本使用方法。

二、活动内容

1. 了解 Windows 操作系统

微软公司自 1985 年推出 Windows 1.0 以来，不断地对其进行改进和完善，从最初运行在 DOS 操作系统下的 Windows 3.0，发展到了现在的 Windows 7、Windows 8 和 Windows 10。

（1）1995 年，微软公司推出了 Windows 95，这是不要求 MS-DOS 的第一个 Windows 版本，用户界面相当友好。

（2）2001 年，微软公司推出了 Windows XP，这是一款易用性好的操作系统，也是微软公司推出的生命周期最长的操作系统，到目前为止还有很多设备在使用此操作系统。

（3）2009 年，微软公司推出了 Windows 7，Windows 7 有 5 个主要特点：针对笔记本电脑的特有设计、基于应用服务的设计、针对用户的个性化设计、视听娱乐的优化和用户易用的新引擎。

（4）2012 年，微软公司推出了 Windows 8，它支持来自英特尔、AMD 和 Arm 的芯片构架，被应用于个人计算机、平板电脑和移动触控电子设备上。

（5）2015 年，微软公司推出了 Windows 10，有家庭版、专业版、企业版、教育版、移动版、移动企业版和物联网核心版共 7 个版本，分别面向不同用户和设备。Windows 10 功能更加强大，硬件配置要求高，可以实现更多的功能，包括虚拟助理 Cortana、语音识别、人脸识别、双重身份认证等。

2. Windows 7 桌面

在启动计算机进入 Windows 7 操作系统后，看到的屏幕区域就是 Windows 的桌面。它是用户的主要工作界面，Windows 7 的桌面如图 1-1 所示。

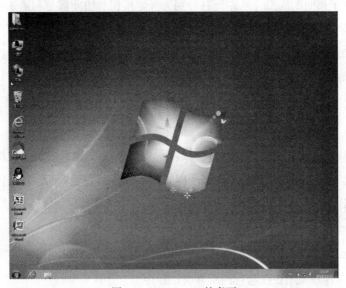

图 1-1　Windows 7 的桌面

（1）桌面图标

桌面图标分为系统图标和快捷方式图标两种类型，系统图标包括计算机、网络、回收站等；

快捷方式图标包括各种应用程序，如 QQ、Chrome 浏览器等，快捷方式图标的左下角有一个箭头标记。通过双击桌面图标，就可以启动相应的程序或文件。

（2）开始菜单

单击开始按钮会弹出开始菜单，开始菜单的主要功能是提供 Windows 7 中各种程序选项，单击其中的选项就可启动对应的系统程序或应用程序，如图 1-2 所示。

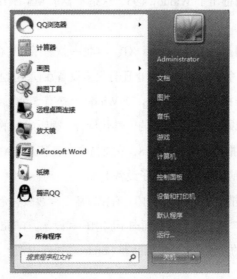

图 1-2 "开始"菜单

（3）任务栏

任务栏默认位于桌面的底部，从左至右分别为开始按钮、中间部分和通知区域。

（4）桌面背景

用户可以依据自己的喜好将特定的图片设为桌面背景，或者应用不同的主题改变桌面的整体样式，美化工作环境。

3. Windows 7 的启动与退出

（1）Windows 7 的启动

打开计算机电源开关之后，计算机会自动运行 Windows 7，如果没有设置用户与用户密码，就会自动进入系统。如果用户设置了用户和密码，则会先显示登录界面，输入正确密码之后才可以进入 Windows 桌面。

（2）Windows 7 的退出

退出 Windows 7 的步骤如下。

① 保存工作内容并关闭正在运行的所有应用程序。

② 单击开始按钮，在弹出的开始菜单中，单击"关机"按钮，系统会自动退出并关闭电源。

③ 单击"关机"按钮右侧的箭头，在打开的快捷菜单中，有"切换用户""注销""锁定""重新启动""睡眠"和"休眠"6 个菜单项，用户可根据需要，选择其中的某一个选项。

（3）故障情况的处理

如果计算机出现故障或死机等现象，需要重新启动，则可以尝试使用【Ctrl+Alt+Delete】组合键，在出现的界面右下角的按钮中单击"重新启动"按钮，以解决出现的问题。

4. 认识 Windows 7 的窗口

当运行程序或打开文档时，Windows 系统会在桌面上开辟一块矩形区域，这块区域称为"窗口"。用户的绝大部分操作都是在各种各样的窗口中完成的。

（1）Windows 7 窗口的组成

Windows 7 窗口主要由标题栏、地址栏、菜单栏、工具栏、搜索框、窗口工作区和各种窗格等部分组成，如图 1-3 所示。

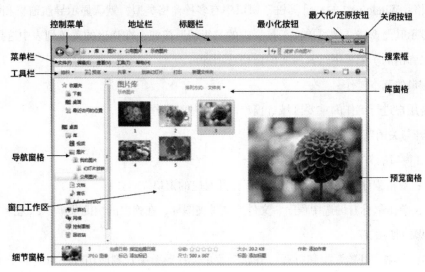

图 1-3　Windows 7 窗口

① 标题栏：标题栏用于标识窗口，通常位于窗口的顶部。标题栏从左到右分别是"控制菜单"图标、窗口标题、最小化按钮、最大化/还原按钮和关闭按钮，单击这些按钮即可对窗口执行相应的操作。

② 地址栏：地址栏是"计算机"窗口的重要组成部分，通过它可以清楚地知道当前打开文件夹的路径，也可以直接在地址栏输入某个路径来打开路径所在的文件或文件夹。

③ 菜单栏：菜单栏主要由"文件""编辑""查看""工具"和"帮助"这 5 个菜单项组成。在默认的情况下，Windows 7 窗口的菜单栏是隐藏的。显示菜单栏的方法是：单击工具栏上的"组织"按钮，从弹出的下拉菜单中，选择"布局"→"菜单栏"选项，即可显示菜单栏。也可以按住【Alt】键，快速调出或隐藏菜单栏。

④ 工具栏：工具栏上的按钮对应菜单栏中的菜单项，用于显示针对当前窗口或窗口内容的一些常用的工具按钮，单击这些按钮，就可以对当前窗口和其中的内容进行调整或设置，打开不同的窗口或在窗口中选择不同的对象，工具栏中显示的工具按钮是不一样的。

⑤ 搜索框：窗口右上角的搜索框与开始菜单中"搜索程序和文件"搜索框的使用方法和功能相同，都具有在计算机中搜索各类文件和程序的功能。在搜索框中输入关键字，搜索就开始进行了，随着输入的关键字越来越完整，在窗口的工作区上显示符合搜索条件的内容也将越来越少。这种在输入关键字的同时就进行搜索的方式称为"动态搜索功能"。使用搜索框时应注意，如在"计算机"窗口中打开某个文件夹窗口，并在搜索框中输入内容，表示只在该文件夹窗口中搜索，而不是对整个计算机内的资源进行搜索。

⑥ 窗口工作区：窗口工作区用于显示当前窗口的内容或执行某项操作后显示的内容。例如，打开"计算机"，窗口工作区显示"硬盘""可移动存储的设备""其他"等内容。如果窗口工作区的内容较多，将在其右侧和下方出现滚动条，通过拖动滚动条就可以查看其他未显示的部分。

⑦ 窗格：Windows 7 的"计算机"窗口中有多种窗格类型，默认显示导航窗格和细节窗格。如果需要显示其他窗格，则可单击工具栏中的"组织"按钮，在弹出的菜单列表中选择"布局"命令，再在弹出的子菜单中选择所需的窗格选项即可。

（2）窗口的基本操作

窗口是用户进行工作的重要区域，窗口的各项基本操作如下。

① 打开与关闭窗口

a. 打开窗口的方法如下。

方法 1：双击程序、文件或文件夹图标打开对应的窗口。

方法 2：单击鼠标右键选中程序、文件或文件夹图标，在弹出的快捷菜单中，选择"打开"选项，即可打开对应的窗口。

方法 3：单击"开始"按钮打开"开始"菜单，在菜单中找到应用程序对应的子菜单项，单击该菜单项，打开该程序对应的窗口。

b. 关闭窗口的方法如下。

方法 1：单击窗口的"关闭"按钮。

方法 2：单击窗口的"控制菜单"，如图 1-4 所示，在弹出的菜单中，选择"关闭"选项。

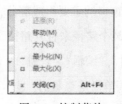

图 1-4　控制菜单

方法 3：按【Alt+F4】组合键可关闭当前活动窗口。提示：组合键的使用方法为先按住【Alt】键不要释放，再按【F4】键。

方法 4：打开的窗口都会在任务栏上分组显示，如果要关闭任务栏上的单个窗口，在任务栏上用鼠标右键单击要关闭的窗口，在弹出的快捷菜单中，执行"关闭窗口"命令。

方法 5：如果多个窗口以组的方式显示在任务栏上，要关闭所有这些窗口，则可在任务栏上用鼠标右键单击这个组，在弹出的快捷菜单中执行"关闭所有窗口"命令，如图 1-5 所示。

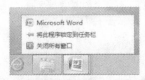

图 1-5　执行"关闭所有窗口"命令

② 最小化窗口、最大化窗口和还原窗口

最小化窗口是使窗口缩小为按钮，停留在任务栏上，按钮的名称与任务栏的名称相同。最小化窗口后，对应的应用程序将转入后台继续运行。

最大化窗口是将已打开的窗口铺满整个屏幕。

窗口的还原是指窗口最大化或最小化后，恢复为原来的大小。

③ 移动与改变窗口的大小

a. 窗口的移动是指窗口不是最大化的状态下，可以移动窗口。移动窗口的方法如下。

方法 1：单击标题上的"控制菜单"图标，在弹出的快捷菜单中，选择"移动"选项。

方法 2：按住鼠标左键拖曳窗口的标题栏，到达预期的位置，再释放鼠标左键。

b. 改变窗口的大小是指在窗口不是最大化的状态下，放大或缩小窗口。改变窗口的大小方法如下。

方法 1：将鼠标指针放在窗口的四条边或者四个角上，此时鼠标指针将变成双向箭头，按住鼠标左键向相应箭头方向拖曳，即可改变窗口的大小。

方法 2：单击标题栏上的"控制菜单"图标，在弹出的快捷菜单中，选择"大小"选项。

（3）窗口的排列

Windows 7 提供了层叠窗口、堆叠显示窗口和并排显示窗口三种排列窗口的方式，如图 1-6 所示。当打开多个窗口时，用鼠标右键单击任务栏，在弹出的快捷菜单中，选择"层叠窗口""堆叠显示窗口"或"并排显示窗口"选项，即可改变窗口的排列方式，图 1-7 所示为堆叠窗口。取消窗口的堆叠排列，操作方式与设置"堆叠显示窗口"方式相同，在弹出的快捷菜单中，选择"撤销堆叠显示"选项即可。

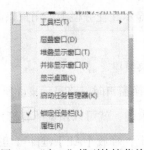

图 1-6　"窗口"排列快捷菜单

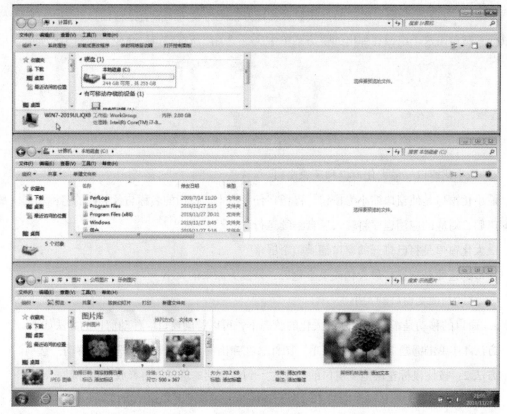

图 1-7　堆叠窗口

（4）窗口的切换

如果在桌面上打开了多个窗口，用户不能同时对这些窗口进行操作，只能对其中的一个窗口进行操作，这个正在操作的窗口就是当前窗口。如果用户需要使用其他的窗口，则需要将其他要使用的窗口转换为当前窗口。

Windows 7 的窗口预览切换功能是非常方便和快捷的，切换窗口可通过如下几种方法实现。

① 通过窗口可见区域切换窗口

如果非当前窗口的部分区域可见，则可将鼠标指针移至该窗口的可见区域处，单击即可切换该窗口为当前窗口。

② 使用任务栏切换窗口

打开的窗口都会以图表的形式显示在任务栏上，用户只需单击任务栏上某个窗口的图标，即可将相应的窗口切换成当前窗口。

③ 使用【Alt+Tab】组合键切换窗口

通过【Alt+Tab】组合键预览切换窗口时，将显示桌面所有窗口的缩略图。具体操作方法为：按住【Alt】键不放的同时按【Tab】键，就可以预览所有打开窗口的缩略图，当选中某张缩略图时，窗口会以原始大小显示在桌面上，释放【Alt】键即可切换到该窗口，如图 1-8 所示。

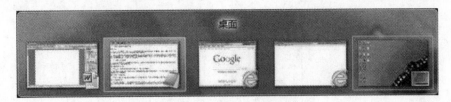

图 1-8　使用【Alt+Tab】组合键切换窗口

④ 使用【Win+Tab】组合键切换窗口

使用【Win+Tab】组合键预览切换窗口时，桌面将显示所有打开的窗口（包括桌面），并且会呈现 Flip 3D 效果。具体操作方法为：按住键盘上的【Win】键不放，按【Tab】键即可在打开的窗口之间进行切换，当所需的窗口位于最前方时，释放【Win】键，该窗口就会显示为当前活动窗口，如图 1-9 所示。

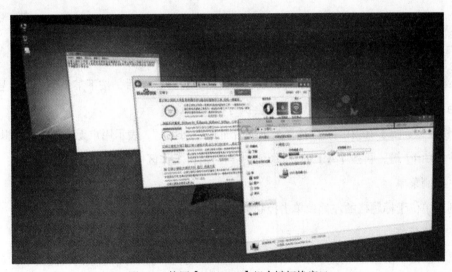

图 1-9　使用【Win+Tab】组合键切换窗口

5. 认识 Windows 7 中的菜单

菜单是 Windows 7 操作系统中命令的集合。几乎每个应用程序都有菜单，常见的菜单有下拉式菜单、控制菜单和快捷菜单等多种形式。菜单栏中的菜单由子菜单组成。每个菜单项对应一个命令，单击其中的菜单项，就会实现相应的功能。

（1）下拉式菜单

在窗口中单击某个菜单，即可打开相应的下拉菜单。图 1-10 所示为"计算机"窗口的下拉菜单。

● 菜单项的右边若有个三角形的箭头，表示该菜单项下面有一个子菜单，将鼠标指针移至带三角形箭头的菜单项上，就会自动弹出它的子菜单。

● 菜单项右边有省略号标记，表示选择该选项后会打开一个对话框，图 1-10 中的"复制到文件夹"菜单项，右边就有一个省略号，表示打开"复制到文件夹"对话框。

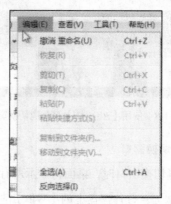

图 1-10　"计算机"窗口的下拉菜单

- 菜单项文字呈现灰色，图 1-10 中的"恢复"菜单项，表示该菜单项在当前情况下是不能使用的。
- 菜单项的左侧有选中标记"√"，表示该命令当前处于选中状态。
- 菜单项的左侧有选中标记"●"，表示一组选项中只有一个被选中。
- 菜单项的右边括号里面有字母，表示快捷键，打开菜单后，按下某个菜单项括号里面的字母，与单击菜单项的作用是一样的，都会执行相同的命令。
- 快捷键：图 1-10 中的"全选"菜单项后面有"Ctrl+A"，表示用户无须打开"编辑"菜单，直接按住【Ctrl】键，再按【A】键，即可选中当前窗口工作区中的所有内容。

（2）控制菜单

控制菜单位于标题栏的左侧，单击控制菜单按钮就可以打开。

（3）快捷菜单

用鼠标右键单击操作对象，就可以在窗口或桌面上弹出与该对象相关的快捷菜单，对不同的操作对象而言，弹出的快捷菜单是不同的。图 1-11 所示为在桌面的空白处单击鼠标右键，打开的桌面的快捷菜单。

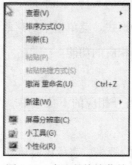

图 1-11　桌面的快捷菜单

（4）关闭菜单

无论是打开菜单栏上的菜单，还是快捷菜单，单击菜单外的任意位置，即可关闭菜单。按【Alt】

键或【F10】键也可以关闭菜单，按【Esc】键可以逐级关闭菜单。

6. 认识 Windows 7 中的任务栏

（1）任务栏的组成

任务栏位于桌面的底部，是 Windows 7 的重要组件。任务栏主要由开始按钮、中间部分和通知区域组成，如图 1-12 所示。中间部分通常包含快速启动栏、应用程序栏，通知区域通常包含语言栏、网络、音量等系统图标。

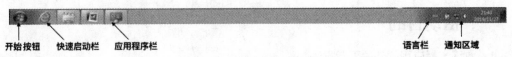

开始按钮　　快速启动栏　　应用程序栏　　　　　　　　　　　　　　　　　语言栏　　通知区域

图 1-12　任务栏的组成

（2）快速启动栏

- 快速启动栏位于开始按钮的右侧，当鼠标指针停在某个按钮上时，将会显示相应的提示信息。
- 如果需要添加程序的图标到快速启动栏，只需将要添加的程序的图标拖曳到快速启动栏即可完成添加。
- 若要删除某个快速启动程序图标，只需用鼠标右键单击该程序的快捷图标，在弹出的快捷菜单中执行"将此程序从任务栏解锁"命令即可。
- 单击快速启动栏中的任意一个图标，即可打开相应的程序。

（3）应用程序栏

- 快速启动栏的右边是应用程序栏，每打开一个应用程序，就会有一个对应的按钮图标显示在任务栏上，一个按钮对应一个应用程序。如图 1-12 所示，当前打开了 Word 应用程序，任务栏上有 Word 应用程序图标。
- 在任务栏上显示的图标颜色较深的按钮，表示其对应的应用程序处于前台运行（前台窗口）状态。
- 图标颜色较淡的按钮，表示其对应的应用程序处于后台运行（非前台窗口）状态。单击这些按钮，就可以将相应的应用程序调到前台运行。

（4）通知区域

通知区域位于任务栏的最右侧，在该区域中主要显示语言、音量、网络及某些后台运行的应用程序图标。

单击相应的图标，可打开该应用程序；再用右键单击，就可以打开该应用程序的快捷菜单。

（5）任务栏的操作

- 单击"任务栏"的空白处，按住鼠标左键，可以将任务栏拖曳到桌面的上、下、左、右位置，实现任务栏的移动。该操作必须在"任务栏"没有锁定的情况下才可实现。

- 用鼠标右键单击"任务栏"的空白处，选择"属性"选项，打开"任务栏和开始菜单属性"对话框。在"任务栏"选项卡中，选中"自动隐藏任务栏"复选项，即可隐藏任务栏。
- 用鼠标右键单击"任务栏"的空白处，选择"锁定任务栏"选项，即可锁定或解锁任务栏。

活动 4　应用软件的安装与卸载

一、活动目的

1. 熟练掌握应用软件的下载方法；
2. 掌握软件的安装和卸载方法。

二、活动内容

1. 普通应用软件的下载与安装

这类软件一般指占用存储空间比较小的应用软件，一般大小在几十兆比特到几百兆比特，例如，QQ 聊天软件、视频播放器、音乐播放器等。这类软件通常都是以独立安装包的形式出现，建议用户访问相应软件的官方网站或者大型的软件下载网站去下载安装包，慎重使用搜索引擎搜索出来的下载链接，以免下载到植入危险程序或修改后的程序安装包。

在安装程序的过程中，还要注意看清每一个安装提示页面，很多软件都会默认捆绑安装其他软件或者插件。要注意根据自己的需要有选择地安装这些附带的插件或者软件。

此外，在安装软件时尽量把一些软件安装在非系统盘分区（C 盘以外的盘分区）中，系统盘分区承担着很多临时文件存放和缓存的工作，若系统盘分区安装软件过多，容易导致空间不足。因此，建议在进行系统分区的时候给系统盘预留足够大的空间。

2. 大型应用软件的安装

大型应用软件需要占用的存储空间一般都比较大，可能需要几百兆比特到几吉比特不等，例如，Microsoft Office 2010、Adobe 系列软件等，软件发行方一般都将软件封装成 ISO 镜像文件。ISO 镜像文件是一种刻录到光盘后，在读取光盘后能自动运行的文件。从网络上下载到这类型软件的镜像文件后，可以将其刻录到光盘，从光驱进行安装，也可以使用 Daemon Tools 等虚拟光驱软件打开，还可以用解压缩软件将其解压缩后，在其所属的文件夹中搜索 "Setup.exe" 文件，运行该文件进行安装。

3. 应用软件的卸载

应用软件的卸载方法有如下几种。

方法 1：可以通过开始菜单"所有程序"中相应的应用程序目录中的卸载程序（一般命名为某软件的 Uninstall.exe 或卸载某程序.exe）进行卸载。

方法 2：Windows 7 为应用程序提供了相应的卸载工具。可以使用 Windows 控制面板中的"卸载或更改程序"进行卸载，如图 1-13 所示，用户只需选中相应的应用程序，并选择"卸载"选项，系统便会自动调用程序安装时放在安装目录下的卸载程序。

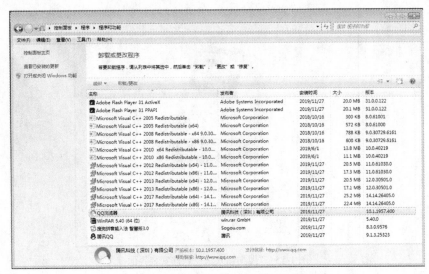

图 1-13　控制面板中的"卸载或更改程序"

方法 3：通过第三方管理软件，如使用腾讯管家的卸载程序功能进行卸载。

4. 搜狗输入法的下载与安装

（1）在搜索引擎中搜索"搜狗输入法"关键词，并访问其官网，下载搜狗输入法的安装包，如图 1-14 所示。

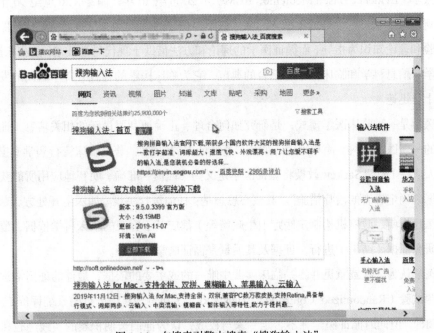

图 1-14　在搜索引擎中搜索"搜狗输入法"

（2）单击相应版本的下载链接，将安装包下载到指定的文件路径中。

（3）单击安装包安装软件，注意软件安装过程是否有捆绑的软件或插件，并且选择适合的路径进行安装（见图1-15）。

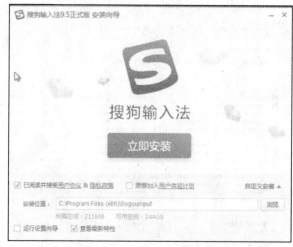

图1-15　"搜狗输入法"软件安装界面

知识拓展　循证医学

1．循证医学的概念

循证医学（Evidence Based Medicine，EBM）是20世纪80年代萌芽，20世纪90年代发展形成的一门新兴医学学科，也是近年来国际临床医学界倡导的学科发展方向之一。传统医学主要是以个人经验和理论知识为指导，而循证医学的理论和方法借助于现代科学技术，是临床流行病学、计算机科学、信息科学和临床医学相结合的典范，它为临床医学的实践开辟了崭新的发展空间，目前发展十分迅速。

循证医学是一种临床医学模式，是研究如何合理、正确地利用最新的相关信息（证据）进行临床决策的一门医学学科。简单地说，就是"遵循证据的医学"。著名临床流行病学专家、循证医学的创始人之一David Sackett教授将循证医学定义为"谨慎、准确、明智地应用所能获得的最好的研究证据来确定患者的治疗措施"。其核心思想是：任何医疗决策（如医生开处方、专家制定治疗方案或医疗指南、政府机构制定医疗卫生政策等）都应基于客观的临床科学依据，根据现有的最可靠的研究证据（结果）进行，证据及其质量是循证医学的核心。

循证医学认为，权威意见并不是临床实践中唯一的或主要的依据，最佳的证据常常来自大样本随机对照试验（Randomized Controlled Trials，RCT）和对RCT进行的系统评价（Systematic Review，SR）。但同时循证医学并不否定专家与权威，认为他们长期积累的实践经验和敏锐的洞察力，对患者的准确观察和正确判断是循证医学的前提和基础。在循证医学模式下，每个临床医师所面临的亟待解决的问题就是：如何充分地利用专家的宝贵经验，结合临床医学的客观医疗证据，并让患者积极参与到医疗决策中来，从而针对患者制订最有效的治疗方案，达到最佳的临床效果。

循证医学是以科学研究所获得的最新证据为基础开展的临床医学实践活动。其临床工作的特点是：①在有可能的情况下，临床医生从那些系统、可靠、无偏的研究中获取信息（证据）来提高临床诊治的水平；②现代医学检验结果是临床实践的基础，但不是充分的基础条件；③正确评价和利用医学文献所提供的证据是指导临床实践的重要基础；④在循证医学模式下衡量临床医生专业技能的标准是其能否将个人的经验与所获取的最新证据有机地结合起来。

2.　医药信息技术对循证医学实践的影响

循证医学实践的过程离不开数字化医疗，医院的数字化医疗系统对整个循证医学的实践过程有着极大的帮助。例如，医生采用计算机技术在病房、门诊等处采集病人的各种信息，并利用计算机检索与该病人相关的各种系统评价研究文献及各种指南、临床研究文献或其他当前能查到的各种最好的证据，再通过相应的软件结合临床经验判断这些证据的有效性和适用性，最后利用采集到的数字化、个性化的医疗信息，综合考虑病人自身对诊疗措施的价值取向后做出医疗决策。在这一过程中，循证医学的理念贯穿于整个医疗决策过程，数字化信息的获取和传送在该决策过程中发挥着极为重要的作用。

显然，计算机技术、网络通信技术，尤其是因特网技术的迅速发展，为循证医学的研究和实践提供了重要的支撑条件，各种与循证医学相关的数据库为医学信息的获取提供了重要的系统资源。由于循证医学在医学中的地位和作用越来越突出，当前有很多数据库管理系统都增加了与循证医学有关的数据库或在原有数据库的基础上增加与循证医学有关的检索功能，有的还建立了专门的循证医学网站，或在原有的网站上创建与循证医学有关的页面。

若要使数字化医疗系统在循证医学的实践方面发挥应有的作用，则必须在医药信息的提取方面做到方便、迅速。例如，医院信息系统的中/英文医药信息词汇的对应转换问题，就是通过借鉴美国国立医学图书馆研发的一体化医学语言系统（Unified Medical Language System，UMLS）建立起来的中文一体化医学语言系统解决的。通过英/汉对译和检索国际上丰富的循证医学资源并与所诊治的病人的信息进行比较，就可促进循证医学的临床实践和医学信息的共享与交流。

3.　循证医学对中医数字化发展的启示

传统医学是一种经验医学，它是以医师个人经验为主，再结合前辈医师的指导以及医学书籍、医学期刊中的公开文献报道而开展的医疗实践活动。其临床工作的一个重要特点是将医生的临床经验作为临床诊治的重要依据；在制定临床决策方案时过分依赖传统的中医基础理论，临床医生的诊疗水平取决于其阅读的古典医学著作、个人从医经验等。由此，造成的后果往往是一些真正有效的疗法因不为临床医生所了解而未被采用，而另一些实际无效甚至错误的方法因从理论上推断可能有效而被长期地推广使用。它使临床医生过多地迷信专家的经验和权威，而忽略了知识的更新和最新临床研究证据的收集。另外，再加上中医学的临床研究很多缺乏严谨的科研设计和科研方法，其结论常带有较大的片面性，可重复性差，缺乏说服力。

循证医学的出现对传统中医药学有着很大的启示。显然，传统的中医药学方法已不能适应医学临床和科研的需要，在医学实践中不能再仅凭过去不够完善的中医学理论或临床经验，而必须遵循科学的原则和依据，以此来提高中医的医疗质量和医学科研水平。

中医药领域中有大量行之有效的临床实践经验有待挖掘，名、老中医个性化的诊治经验亟待继承与总结。如何使其与严格的临床随机对照实验所获得的直接证据有机地结合？如何将中医症状、体征等"软指标"与现代医学理化检查所得的"硬指标"相结合？如何从现有的大量中医药的临床研究资料中获取循证医学所需的最佳证据？如何在充分发挥中医药的整体观和辨证论治的前提下，借助于循证医学方法，使中医药的疗效评价体系更加客观化和标准化，从而得到世界医学界的认同？这些都是值得中医药科学工作者思考的问题，而解决这些问题的关键是大力推进中医药信息化事业。

医学信息资源的数量、质量及基础设施和使用条件将直接影响中医药学的发展。大力发展基于网络技术、现代计算技术和知识工程的数字化中医药系统，合理地运用医学信息来科学、系统、周密、高效地主导医学工作，为社会提供优质的医疗服务，是现代中医药学工作者努力的目标。

项目2
信息获取与存储

活动 1   问卷调查

一、活动目的

1. 了解学生掌握计算机知识的情况；

2. 了解学生学习的兴趣；

3. 了解学生具备的信息素养的情况。

二、活动内容

1. 请同学们填写问卷调查表（见表 2-1），并提交给老师，以便老师了解同学们掌握计算机知识的情况，为后续教学提供参考。

表2-1   调查表

基本信息					
学号		姓名		专业	
年龄		性别		生源地	
1. 你目前对计算机课程的学习是否感兴趣？					
A. 不感兴趣			B. 只是想用计算机娱乐和上网		
C. 比较感兴趣，想学一些实用的计算机知识			D. 很感兴趣，想用计算机设计、制作出一些作品		
2. 你最早接触计算机是什么时候？					
A. 小学			B. 初中		
C. 高中			D. 没有接触过计算机		
3. 你目前主要通过哪种方式获取计算机知识？					
A. 不主动获取	B. 父母或朋友		C. 自学		D. 在线课程
E. 其他					
4. 你常用的数字设备有哪些？（可多选）					

A. 台式机	B. 笔记本电脑	C. 智能手机	D. 平板电脑
E. 数码相机/摄影机	F. 其他		

5. 你平时上网的情况如何？

A. 经常上网	B. 偶尔上网	C. 不喜欢上网	

6. 你平时上网主要做什么？（可多选）

A. 网上聊天、社交	B. 游戏	C. 看电影	D. 购物
E. 检索信息	F. 学习、查找资料	G. 其他	

7. 你学过哪些计算机基础知识？（可多选）

A. 计算机组装	B. 计算机维护	C. Windows 基本操作	D. 办公软件的使用
E. 编程	F. 图像处理	G. 网页制作	H. 其他（请填写）

8. 你学习本门课程有什么目标？

A. 计算机扫盲就可以了	B. 学一些常用软件，今后学习、工作用得到就行
C. 能熟练地应用计算机软、硬件知识，当个计算机应用小能手	D. 对计算机某个方面特别感兴趣，希望深入学习
E. 通过计算机等级考试	F. 其他

9. 你是否会主动关注信息技术发展的前沿动态？

A. 会	B. 不会

10. 你对学习以下哪几门课程有兴趣？（可多选）

A. 微机组装与维护	B. 网络技术及应用	C. 网页设计基础	D. 系统开发
E. 信息处理基础	F. 多媒体技术及应用	G. 数据库基础及应用	H. 人工智能等新技术
I. 程序设计及应用	J. 三维建模与动画设计	K. 统计与分析软件应用	L. 其他（请填写）

11. 你想获得的与计算机相关的证书有哪些？（可多选）

A. 全国计算机软件专业技术资格和水平考试	B. 全国计算机等级考试
C. 全国计算机及信息高新技术培训考试	D. 计算机应用水平测试
E. 国内外知名的计算机公司组织的计算机证书考试	F. 其他（请填写）

12. 你愿意采用以下哪种方式获取课程资源？

A. 图书馆查阅相关资料	B. 学校网站获取各科教学资源	C. 网络平台获取相关资源	D. 其他

13. 你能熟练地在网上查找资料吗？

A. 非常熟练	B. 会，但不熟练	C. 会一点儿	D. 不会

14. 你会自己安装计算机的操作系统吗？

A. 非常熟练	B. 安装成功过，但并不熟练	C. 尝试过，但没有安装成功	D. 不会，没有尝试过

15. 你目前的计算机水平如何？（可多选）

A. 从来没有接触过	B. 简单接触过，但并不熟悉	C. 可以熟练地操作各种办公软件	D. 会安装各种操作系统和应用软件
E. 至少掌握一门程序设计语言	F. 取得过计算机相关证书		

2. 回答下列问题。

（1）如果需要你组织本次问卷调查活动，你会采用什么方式收集大家的信息？

（2）如果需要你对本次问卷调查的结果进行分析，你会采用什么方式统计结果？

活动2 进制转换

一、活动目的

1. 理解进制的基本概念与转换过程；

2. 掌握各种进制之间相互转换的方法。

二、活动内容

1. 在八卦图中标注每个卦象对应的二进制数，并求出各个卦象二进制数对应的十进制数。

（1）知识简介。

八卦源于中国古代的《河图》与《洛书》，伏羲根据燧人氏造设的这两幅星图所作。八卦图中各卦象都有三爻，"乾[qián]、坤[kūn]、震[zhèn]、巽[xùn]、坎[kǎn]、离[lí]、艮[gèn]、兑[duì]"分立八方，分别象征"天、地、雷、风、水、火、山、泽"八种事物与自然现象，如图2-1所示。

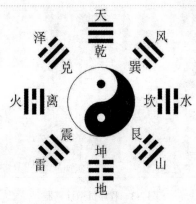

图2-1 八卦图

八卦图的组成结构中包括两个基本元素，即《易经》的阴爻和阳爻，如图2-2所示。宋代朱熹创作了一首歌诀帮助人们记忆八卦的符号：乾三连（111），坤六断（000）；震仰盂（001），艮覆碗（100）；离中虚（101），坎中满（010）；兑上缺（011），巽下断（110）。

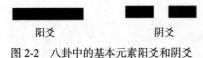

图2-2 八卦中的基本元素阳爻和阴爻

（2）请运用画图类应用软件在八卦图中标注出各卦象对应的二进制数。

（3）请将八卦图中各卦象对应的二进制数转换为十进制数。

2. 完成下列计数系统的转换，并写出演算过程。

（1）11001010 B =（   ）H；

（2）A4D8 H =（   ）D；

（3）73 O =（   ）D；

（4）11000110 B =（   ）O。

3. 使用 Windows 操作系统中的计算器工具对本活动第 1、2 题中的转换结果进行验算。

> 提示　依次选择"开始"菜单→"所有程序"→"附件"→"计算器"选项，在弹出的"计算器"窗口中，选择"查看"菜单下的"程序员型"计算器（或按【Alt+3】组合键），如图 2-3 所示。选中窗口左侧的"二进制"单选按钮，输入二进制数，如"11001010，再单击"十进制"单选按钮，就可以立即在窗口上侧的文本框中显示二进制数转换为十进制数的结果。

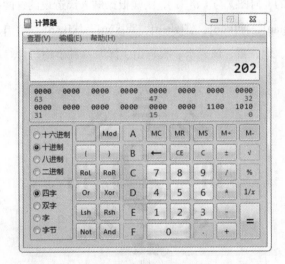

图 2-3　程序员型计算器

活动 3　编码转换

一、活动目的

1. 理解字符编码的基本概念；

2. 掌握 ASCII 字符的编码及译码；

3. 掌握运用键盘输出 ASCII 字符的方法。

二、活动内容

1. 字符编码转换

（1）字符编码最常用的是 ASCII（American Standard Code for Information Interchange，美国信息交换标准代码）。ASCII 是最通用的信息交换标准，使用 7 位二进制编码表示，其排列次序为 $d_6d_5d_4d_3d_2d_1d_0$，d_6 为高位，d_0 为低位，共定义了 2^7（即 128）个字符。ASCII 字符表如表 2-2 所示。

（2）请将"信中医，爱中医，用中医"中的文字转换为拼音。其中，拼音的首字母大写，保留符号。

（3）请根据 ASCII 字符表（见表 2-2），将"信中医，爱中医，用中医"这句话对应的拼音字母和符号转换为 ASCII 字符。

表 2-2　　　　　　　　　　　　　ASCII 字符表

$d_3d_2d_1d_0$	$d_6d_5d_4$							
	000	001	010	011	100	101	110	111
0000	NUL	DLE	SP	0	@	P	`	p
0001	SOH	DC1	!	1	A	Q	a	q
0010	STX	DC2	"	2	B	R	b	r
0011	ETX	DC3	#	3	C	S	c	s
0100	EOT	DC4	$	4	D	T	d	t
0101	ENQ	NAK	%	5	E	U	e	u
0110	ACK	SYN	&	6	F	V	f	v
0111	BEL	ETB	'	7	G	W	g	w
1000	BS	CAN	(	8	H	X	h	x
1001	HT	EM	)	9	I	Y	i	y
1010	LF	SUB	*	:	J	Z	j	z
1011	VT	ESC	+	;	K	[	k	{
1100	FF	FS	,	<	L	\	l		
1101	CR	GS	–	=	M	]	m	}
1110	SO	RS	.	>	N	^	n	~
1111	SI	US	/	?	O	_	o	DEL

2. 数字游戏

（1）两位同学的数字游戏

① 第一位同学展示 4 张已编号的卡片，如图 2-4 所示。

② 请第二位学生看过 4 张卡片后，暗自记住心里所想的数字在哪几张卡片上。

③ 第二位同学确认完毕后，告知第一位同学心里所想的数字在哪几张卡片上。

④ 请第一位同学迅速、准确地猜出结果。

⑤ 请两位同学回答如何才能快速、准确地猜出结果。

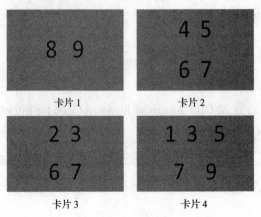

图 2-4　已编号的卡片

（2）游戏的诀窍

① 游戏的诀窍如表 2-3 卡片中的小秘密所示。

表 2-3　　　　　　　　　　　　　　　　卡片中的小秘密

数字	二进制
1	0001
2	0010
3	0011
4	0100
5	0101
6	0110
7	0111
8	1000
9	1001

② 请结合进制和编码的相关知识，回答本游戏设计的诀窍。

活动 4　文件和文件夹的操作

一、活动目的

1. 理解文件系统的基本概念；

2. 掌握文件和文件夹的基本操作；

3. 掌握命令提示符的基本操作；

4. 掌握常用的 DOS 命令。

二、活动内容

1. 操作文件和文件夹

（1）在 D 盘根目录下新建文件夹 text，在 text 文件夹中分别创建子文件夹 a、aa 和 aaa，在子文件夹 aaa 中创建文本文件 sample.txt，并打开该文件输入自己的学号和姓名。

（2）将子文件夹 aaa 中的 sample.txt 文本文件复制到 text 文件夹中。

（3）删除子文件夹 aa。

（4）还原回收站中的文件夹 aa。

（5）将 aa 更名为 bbb，将 aaa 文件夹中 sample.txt 更名为 test.txt。

（6）将 text 文件夹中的 sample.txt 文件的属性修改为隐藏和只读。设置"工具"菜单中的"文件夹选项"，在"查看"选项卡的高级设置列表框中将隐藏文件和文件夹分别设置为"不显示隐藏的文件和文件夹或驱动器"和"显示所有文件和文件夹或驱动器"，观察其变化。

（7）在 D 盘中搜索 test.txt 文件，如果出现忘记文件名的情况，请尝试结合通配符"*"和"？"完成搜索操作。

（8）打开 text 文件夹，使用鼠标右键单击 sample.txt 文件，在弹出的快捷菜单中选择打开方式为"写字板"。观察与通过双击方式打开文件的区别。

（9）使用鼠标右键单击 text 文件夹中的 sample.txt 文件，选择"属性"命令查看"常规"选项卡信息。

2．打开"命令提示符"窗口。

（1）依次执行"开始"→"所有程序"→"附件"→"命令提示符"命令，打开"命令提示符"窗口。

（2）在桌面空白处按住【Shift】键，单击鼠标右键，在弹出的快捷菜单中选择"在此处打开命令窗口"命令。

（3）使用【Win+R】组合键打开"命令提示符"窗口。

3．常用命令的操作练习

（1）在 D 盘根目录下创建新文件夹 text，在 text 文件夹中创建子文件夹 a、aa 和 aaa（见图 2-5），并在子文件夹 aaa 中创建文本文件 sample.txt，并在该文本文档中输入自己的班级和姓名，保存后，再关闭（见图 2-6）（参考命令：cd、md、copy con 等）。

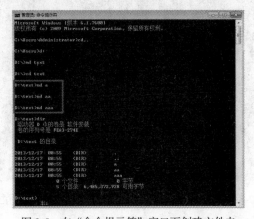

图 2-5　在"命令提示符"窗口下创建文件夹

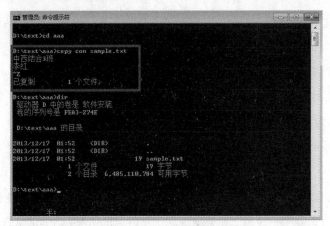

图 2-6　在"命令提示符"窗口下创建文件

（2）将子文件夹中的 sample.txt 文本文件复制到 text 文件夹中（见图 2-7）（参考命令：copy）。

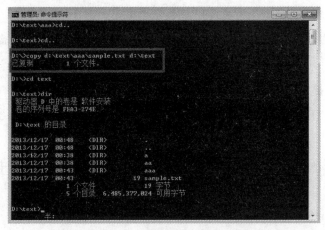

图 2-7　在"命令提示符"窗口下复制文件

（3）查看 text 文件夹中的内容（见图 2-8）（参考命令：dir）。

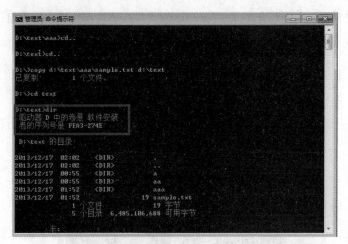

图 2-8　在"命令提示符"窗口下查看 text 文件夹中的内容

（4）删除子文件夹 aa（见图 2-9）（参考命令：rd）。

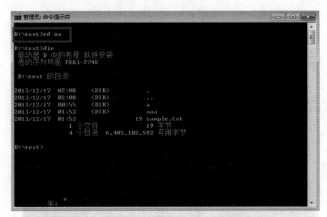

图 2-9　在"命令提示符"窗口下删除文件夹

（5）将 a 更名为 b，将 aaa 中 sample.txt 更名为 test.txt（见图 2-10）（参考命令：ren）。

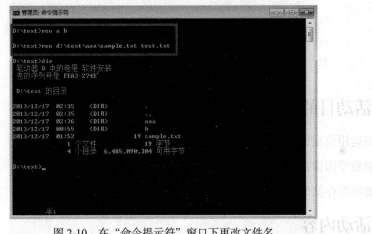

图 2-10　在"命令提示符"窗口下更改文件名

（6）将 aaa 目录中的 test.txt 文件删除（见图 2-11）（参考命令：del）。

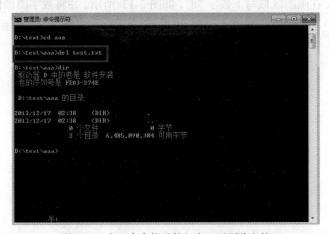

图 2-11　在"命令提示符"窗口下删除文件

（7）将 text 文件夹中的 sample.txt 文件的属性设置为隐藏和只读（见图 2-12）（参考命令：attrib）。

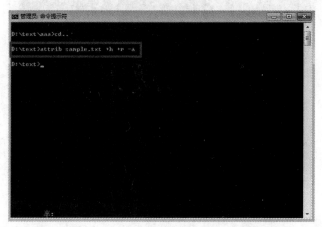

图 2-12　在"命令提示符"窗口下修改文件的属性

活动 5　数字识别

一、活动目的

1. 了解运用模型进行数字识别的方法；
2. 了解数字图像存储的格式；
3. 理解图像存储的重要参数。

二、活动内容

1. 打开操作系统中的"画图"工具，单击"主页"选项卡中"工具"栏的"铅笔"图标，设置"粗细"为"4px"，在画图区域写下数字"8"，如图 2-13 所示，并将数字图像保存为"8 原图.jpg"文件。

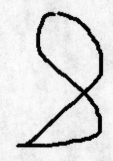

图 2-13　运用画图工具写数字

2. 运用 MNIST 数据集已训练好的数字识别神经网络模型识别使用画图工具写出的数字。在 Python 软件中输入如下已训练好的数字识别代码。这段代码中调用了 Python 内置的图像处理库 PIL，运用 Image.convert 功能将图片转化为 32 位浮点灰色图像，即它的每个像素用 32 位来表示，0 表示黑，255 表示白，且每个像素的数值都进行除以 255 的处理，使之与训练的数据集保持一致。训练数据集中的数字图像均为 28×28 像素的标准图像。

```python
import numpy as np
import pandas as pd
from PIL import Image
from sklearn.neural_network import MLPClassifier


train_dataset=pd.read_csv('mnist_train.csv')   #读取训练数据集
cols=train_dataset.shape[1]
col_nums=np.arange(1,cols,1)   #生成行号 1 维向量
train_x = np.array(train_dataset.iloc[:,col_nums].values)    #获取训练集特征值 X
train_y = np.array(train_dataset.iloc[:,[0]].values)    #获取训练集标签 Y


#设置神经网络模型参数
mlp = MLPClassifier(solver='lbfgs', activation='relu',
                    hidden_layer_sizes=(100,100),max_iter=100,verbose=1)
#训练模型
mlp.fit(train_x, train_y)


#测试
img=Image.open("8.png").convert("L")
img.save('8-灰度图.png')
img=img.resize((28,28))
xs=[]
for i in range(28):
        for j in range(28):
                pixel=1.0-float(img.getpixel((j,i)))/255
                xs.append(pixel)
img_v=np.array(xs).reshape(1,-1)
print("您写的数字是: ",mlp.predict(img_v)[0])
```

3. 在 Python 中导入"8 原图.jpg"文件（见图 2-14），运行上述代码后，查看数字图像识别的结果，识别后的数字图像保存为"8 灰度图.jpg"文件（见图 2-15）。

4. 比较"8 原图.jpg"文件和"8 灰度图.jpg"文件的大小。

5. 回答以下问题。

（1）为什么本题中的"8 原图.jpg"文件和"8 灰度图.jpg"文件的大小不同？

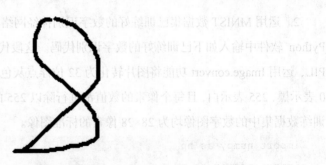

图 2-14　8 原图文件，图像大小为 2KB

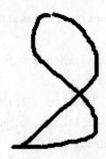

图 2-15　8 灰度图文件，图像大小为 1KB

（2）请用笔在纸上写几个数字，然后使用手机拍照后保存在计算机中，并运行上述已训练好的数字识别模型代码，查看数字识别的准确率。请思考为什么数字识别的准确率会产生变化？

项目 3
多媒体信息的加工与表达

活动 1 医学文档的格式化排版

一、活动目的

1. 掌握 Word 文档基本操作：新建、保存和打开等；

2. 掌握文档的布局操作：设置纸张大小、页边距，插入页眉、页码、批注等；

3. 熟练掌握文档的基本操作：选定、复制、移动、删除等；

4. 熟练掌握字符与段落的格式化：字体、字号、底纹、边框、段落间距、分栏等；

5. 掌握文档快速编辑：查找与替换、新建样式等。

二、活动内容

1. 文档编辑与保存

新建一个 Word 文档，在空白页输入图 3-1 中的文字（段首无空格），文字全部为正文样式（即中文字符为"宋体"，英文和数字为"Times New Roman"，"五号"）；文档保存为 lx1.docx。

突发性聋

也称特发性暴聋，病因不明，可能与内耳血管供血障碍或迷路受到病毒感染有关。可发生于各种年龄，无明显性别和季节性差异。中医称暴聋，多由外感风邪闭耳，或脏腑失调，瘀痰闭耳所致。

【诊断要点】

1．病史：可能有流感等上呼吸道感染病史或情绪波动、咳嗽、喷嚏、提举重物等其他诱因，抑或病因不明。

2．症状：突然耳鸣、耳聋，一侧为多，听力损失多在数分钟至数小时内达到极限；严重者伴有眩晕、恶心呕吐、眼球震颤，约持续一周左右，少数患者可伴头痛、低热、上呼吸道感染症。

3．检查：耳部一般检查正常；患耳多呈中度以上感音神经性聋，发病前、后期听力曲线结果多不相符；患耳前庭功能检查多为反应减弱。

图 3-1 Word 文档编辑原始文件

2. 文档页面设置

打开 lx1.docx，完成下列格式设置。

（1）为文档插入页码，位置为"页面底端"，对齐方式为右侧对齐。

（2）设置文档纸张大小为 A4，自定义页边距：上下边距均为"2.5 厘米"，左右边距均为"2 厘米"，装订线为"0.5 厘米"。

（3）为文档添加页眉文字"名医博客"，设置为靠左对齐，字体为华文楷体，字号为小五。

 提示 选择"插入"功能区→"页眉和页脚"分组内对应的按钮，快速设置对应的页眉和页脚。

（4）为文档添加艺术型页面边框中的最后一种效果（见图 3-2）：页面左上角和右下角为剪刀，中间为小三角形点状，并将该边框设置为绿色。

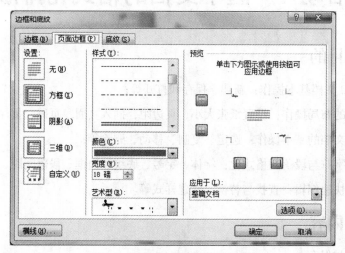

图 3-2　设置绿色的艺术型页面边框

3. 文档格式排版

在 lx1.docx 文档中完成下列格式设置。

（1）在第一段标题前插入特殊字符"§"（小节符），将标题文字"§突发性聋"中的"突发性"文字设置为华文彩云、红色、21 号，字符间距加宽 6 磅，位置提升 6 磅，加着重号；将标题中文字"聋"设置为华文楷体、一号、阴影效果。为标题添加样式为 5%的底纹及 1.5 磅的绿色双实线方框（注意："应用范围"为"文字"）。

（2）设置正文各段，段前间距 0.5 行，段后间距 2.5 磅（注意：行和磅是两种不同的单位，可手动输入修改单位），首行缩进 2 字符，单倍行间距。

（3）将正文第一段的文字设置为宋体、小四；为文字"特发性暴聋"添加 1.5 磅波浪线框；将第一段第一个字"也"设置为首字下沉（注意：首字下沉在"插入"功能区→"文本"分组），下沉行数 2 行，距正文 0 厘米，46 号、华文行楷；为文字"痰瘀"添加拼音，拼音字号为 7 磅。

提示 添加拼音的操作方法为：选中"痰瘀"两字后，选择"开始"功能区→"字体"分组→"拼音指南"按钮罗，在弹出的"拼音指南"对话框中设置字号为7磅即可（见图3-3）。

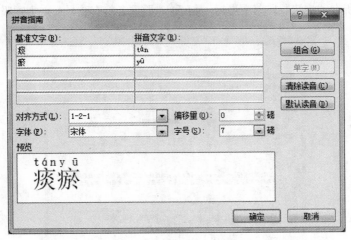

图3-3 "拼音指南"对话框

（4）为"诊断要点"添加批注，批注内容为"Essentials of Diagnosis"。

提示 批注是作者或审阅者为文档添加的注释。添加批注的操作方法为：①选择要设置批注的文本，此处为"诊断要点"；②单击"审阅"功能区→"批注"分组（见图3-4）→"新建批注"按钮，即为"诊断要点"添加了一个由虚线连接至页面标记区的批注文本框；③在批注文本框内直接输入批注内容即可（见图3-5）。

如果要删除批注，则选中或定位于要删除的批注文本框内，此时"批注"分组内的"删除"按钮将变为有效状态，单击"删除"按钮即可。

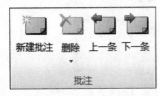

图3-4 "审阅"功能区内的"批注"分组

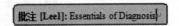

图3-5 批注文本框

（5）将"诊断要点"后的1~3三段（即从"1. 病史"至"3. 检查"这三段）在结尾复制三遍，形成"诊断要点"后的第4~12段（数字编号依然保留为1. 2. 3.）；利用格式刷，将"诊断要点"后面段中所有冒号前的两个文字，即设置"病史""症状""检查"的格式为蓝色、加粗。

提示 双击格式刷按钮，可以实现连续给其他文字或段落复制格式。

（6）为"诊断要点"后的1～3三段（不包括复制3遍后形成的段落）加上橙色、五号的菱形项目符号（自动去掉数字编号）；将之前复制3遍后形成的4～12段分成三栏，并设置分隔线。

（7）将正文中的所有文字"聋"替换为绿色、Verdana 、五号、加粗的"Deafness"。

（8）新建字符类型样式名为"重症"（见图3-6），格式为黑体、五号、倾斜、粉红色下画线，将该样式应用于所有"症状"段落中最后一句话："严重者伴有眩晕……上呼吸道感染症"。

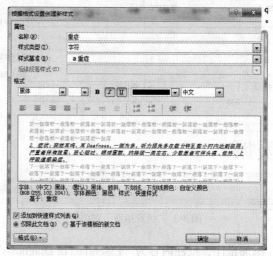

图3-6　新建名为"重症"的字符类样式

三、实验样张

制作完成后的样张如图3-7所示。

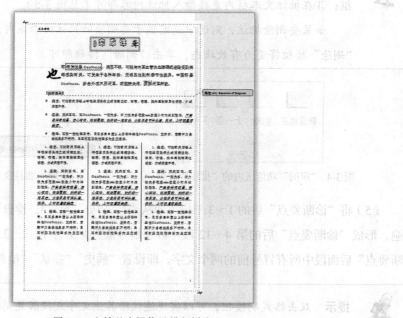

图3-7　文档基本操作及排版样张

活动 2　用 Word 制作表格及图表实践

一、活动目的

1. 熟练掌握 Word 表格的制作和编辑；
2. 掌握表格的格式化操作及函数的应用；
3. 掌握根据表格生成图表的操作。

二、活动内容

将白老鼠分组进行医学实验，得到血管中的 Ceramide（神经酰胺）采样获取值（见表 3-1）。新建一个名为 lx2.docx 的 Word 文档，再按下列步骤绘制相关数据表格并生成簇状柱形图。

1. 创建和编辑表格。

（1）在 lx2.docx 中创建表 3-1 所示的表格。

表 3-1　　　　　　　　　　　　　　　　创建原始表格

正常组	高糖组	波动组
3.4	8.9	9.2
4.6	9.9	10.4
2.3	10.3	10.8
3.8	7.8	11.5
3.9	8.5	9.3
4.2	7.6	8.9

（2）在第 1 列的左边插入一列，列标题为"分组"；在表格最后增加一行，行标题为"均值"；删除"正常组"所在列中数据为"4.6"和"2.3"所在的两行。

（3）在第 1 列中的 2～5 行的空白单元格中依次添加 1～4 的数字序号。

（4）利用函数 AVERAGE(B2:B5) 计算各组数据的平均值，保留两位小数。

关键术语　表格中的行号用阿拉伯数字表示，列号用英文字母表示，单元格的名称则由"列号+行号"组成。例如，第 2 行第 2 列相交的单元格名称为"B2"。

提示　选中"均值"所在行的单元格，例如，选中"正常组"的"均值"单元格，再依次执行"表格工具/布局"功能区→"数据"分组→"公式"命令，在弹出的"公式"对话框中，修改函数为 AVERAGE，参数为（Above）或者（B2:B5），其含义为：求单元格区域 B2:B5 所有单元格数据的平均值。将 B6 单元格内的均值复制到"高糖组""波动组"所在列对应的"均值"单元格中，此时，两个值仍然保持与复制过来的值不变。选中复制过来的值，单击鼠标右键后，从弹出的快捷菜单中执行"更新域"命令，即可刷新并求出"高糖组"与"波动值"的均值。

（5）在"波动组"列右侧插入一列，列标题为"说明"，合并该列的其他单元格，并输入"30只白老鼠为1组"。

2. 设置表格格式。

（1）为表格增加标题文字"血管中的 Ceramide（神经酰胺）采样获取值"，并设置格式为居中、楷体 GB2312、三号字、蓝色、加粗；标题与表格均设置为居中。

（2）为表格左上角单元格增加斜线表头，表头内文字为（mg/mL）、分组；格式为宋体、小五、黑色、加粗，并调整文字的位置；第1行的列标题和第1列的分组数字序号，以及最后一行的"均值"与数据值均设为宋体、五号、加粗，对齐效果为水平居中和垂直居中。

（3）表格内的所有数据值均设置为宋体五号、水平居右、垂直居中；最后一行"均值"的数据设置为红色；将最右列"说明"中的文字"30只白老鼠为1组"文字方向设置为正向垂直，位置居中。

提示 文字方向的设置方法：选中要调整方向的文字，选择"页面布局"选项卡→"文字方向"选项，在其下拉菜单列表框（见图 3-8）中选择"文字方向选项"命令，在弹出的"文字方向"对话框中选择正向垂直的方向（见图 3-9），单击"确定"按钮。

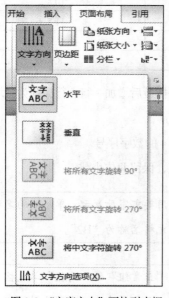

图 3-8 "文字方向"下拉列表框

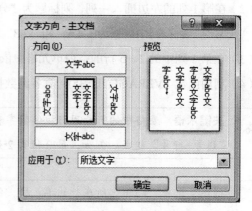

图 3-9 "文字方向"对话框

（4）设置表格第1行底纹为"蓝色，强调文字颜色1，淡色60%"效果，高度为1.22厘米，文字中部居中；后续各行行高为0.8厘米。

（5）设置表格外边框为 2.25 磅单实线，第 1 行下边框和第 A 列右边框为 1.5 磅双实线，第 6 行上边框为 1.5 磅单实线。

（6）调整各列的宽度，令第 A 列的宽度为 2.82 厘米，平均分布各列的宽度。

3. 以表格中的数据为数据源，在表格下方插入一个簇状柱形图的图表。

> **提示**　先将光标定位到表格下方的空白文档处（如果光标定位在表格内，则图表将插入到单元格中），依次执行"插入"选项卡→"插图"分组→"图表"命令，在弹出的"插入图表"对话框（见图 3-10）中依次选择"柱形图"→"簇状柱形图"，单击"确定"按钮，将弹出该图表对应的 Excel 表格（见图 3-11）。将"血管中的 Ceramide（神经酰胺）采样获取值"表格内（B2:D5）区间的数据复制到 Excel 表格内，并将对应的列标题和行标题修改为与数据源标题相同的值（见图 3-12）。将 Excel 表格保存并关闭后，生成的簇状柱形图就被自动插入到表格之后。

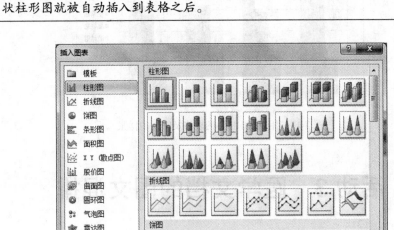

图 3-10　"插入图表"对话框

	A	B	C	D
1		正常组	高糖组	波动组
2	1	3.4	8.9	9.2
3	2	3.8	7.8	11.5
4	3	3.9	8.5	9.3
5	4	4.2	7.6	8.9
6				

图 3-11　弹出待修改的 Excel 表格原始数据

	A	B	C	D
1		系列 1	系列 2	系列 3
2	类别 1	4.3	2.4	2
3	类别 2	2.5	4.4	2
4	类别 3	3.5	1.8	3
5	类别 4	4.5	2.8	5
6				

图 3-12　将 Word 数据源中表格的值复制到 Excel 表格内

三、实验样张

用 Word 制作的表格及图表的样张如图 3-13 所示。

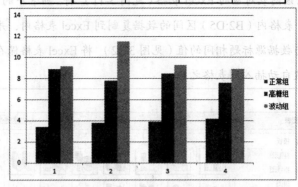

血管中的 Ceramide（神经酰胺）采样获取值

mg/ml 分值	正常组	高糖组	波动组	说明
1	3.4	8.9	9.2	30 只白老鼠为一组
2	3.8	7.8	11.5	
3	3.9	8.5	9.3	
4	4.2	7.6	8.9	
均值	3.83	8.2	9.73	

图 3-13 用 Word 制作的表格及图表的样张

活动 3 医学文档的图文混排

一、活动目的

1. 掌握在 Word 中插入艺术字，用文字生成艺术字，设置艺术字格式等操作；

2. 熟练掌握在 Word 中创建 SmartArt 图形，进行布局更改、调整颜色等样式设置；

3. 熟练掌握在 Word 中插入图片、调整图片大小，图文混排等操作；

4. 掌握在 Word 中针对表格进行内置表格样式的应用、表格分页后的自动续表等操作。

二、活动内容

打开实践素材中的"心脏急救的正确步骤.docx"文档（见图 3-14），新建一个名为 lx3.docx 的 Word 文档，完成下列任务。

1. 页面边距与艺术字标题

（1）将素材文档中的标题"黄金四分钟，心脏急救正确步骤"与第 1、2 段复制到新建的 lx3.docx 文档中。

（2）将 lx3.docx 文档的页面边距设置为"窄"的样式，即上、下、左、右边距均为 1.27 厘米。

（3）选中 lx3.docx 文档中的标题，将其生成为红色艺术字效果。

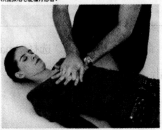
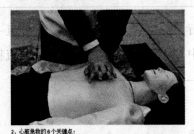

（a）素材文档第 1～2 页

（b）素材文档第 3～4 页

图 3-14　心脏急救的正确步骤原始文档

提示　选中标题后，依次选择"插入"选项卡→"文本"分组→"艺术字"下三角形，在下拉菜单（见图 3-15）中选择"填充-红色，强调文字颜色 2，暖色粗糙棱台"，即可将标题转换为该效果的艺术字体（见图 3-16）。

2. SmartArt 图与图文混排

（1）将原素材文档中"心脏急救的六个步骤"的内容复制到 lx3.docx 文档的第 2 段后，为每个步骤添加项目符号➤，并将每个步骤的内容段落均设置首行缩进 2 个字符。

（2）在"1、心脏急救的六步骤："段落前插入一个 SmartArt 流程图。图形可以自选。要求将心脏急救六个步骤的标题及具体内容均体现在流程图中。

（3）将原素材文档中的两张图片复制到 lx3.docx 文档内，调整图片到合适大小，将图片设置为"衬于文字下方"或"浮于文字上方"，使图片与 SmartArt 图形混排为合适美观的样式。

 提示 *以"步骤下移"流程图为例进行操作说明。*

依次执行"插入"选项卡→"插图"分组→"SmartArt"命令，在弹出的"选择 SmartArt 图形"对话框中（见图 3-17）选择"步骤下移流程"选项，单击"确定"按钮。

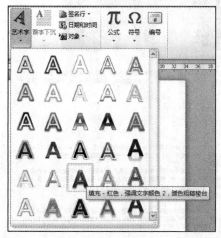

图 3-15　艺术字下拉菜单中的不同艺术字效果

黄金四分钟，心脏急救正确步骤

图 3-16　将标题设置为"填充-红色，强调文字颜色 2，暖色粗糙棱台"的效果

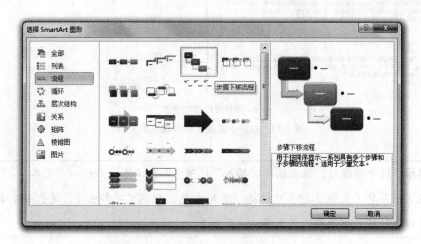

图 3-17　在"选择 SmartArt 图形"对话框中选择"步骤下移流程"选项

单击该新建的 SmartArt 图外框左侧的按钮，左侧将扩展呈现出"在此处键入文字"的文本输入框，根据框内项目符号的位置，将原素材心脏急救六个步骤中每个步骤对应的标题和内容分别录入（见图 3-18）。

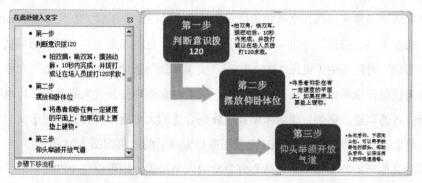

图 3-18　在"步骤下移流程"中，使用"在此处键入文字"输入框录入标题及内容

可以使用两种常见的方法添加后续步骤的文本框：第一种是选中"第三步"的标题框后，单击 SmartArt 工具下的"设计"选项卡→"创建图形"分组→"添加形状"的下三角形，在下拉菜单中选择"在后面添加形状"选项（见图 3-19）；第二种方法是选中"第三步"的标题框后，单击鼠标右键，从弹出的快捷菜单中选择"添加形状"→"在后面添加形状"选项（见图 3-20）。将心脏急救的后续三步标题及内容添加完毕后的效果如图 3-21 所示。

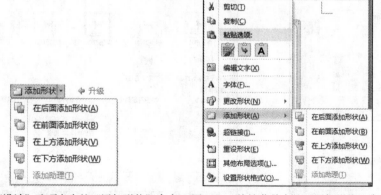

图 3-19　"设计"选项卡中的"添加形状"命令　　图 3-20　快捷菜单中的"添加形状"命令

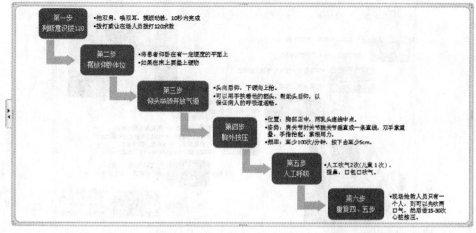

图 3-21　将心脏急救的六个步骤添加完整后的流程图效果

为了更灵活地调整流程图在文档中的位置，可以在选中流程图后，依次选择SmartArt工具下的"格式"选项卡→"排列"分组→"位置"下拉菜单（见图3-22）→"其他布局选项"选项，在弹出的"布局"对话框中（见图3-23）执行"文字环绕"选项卡→"紧密型"命令。此时，就可以灵活地通过鼠标拖动来调整流程图的位置。从素材文档中复制过来的两张图片也可以按照上述步骤进行位置的调整。例如，将两张图片缩放到合适的大小后，设置为"衬于文字下方"的位置，并与心脏急救六个步骤的SmartArt流程图进行混排后的效果如图3-24所示。

如需采用其他形式的流程图来表达心脏急救的六个步骤，则可以选中已绘制的"步骤下移流程"图，通过SmartArt工具下的"设计"选项卡→"布局"下拉菜单，选择其他样式的流程图（图3-25为选择"交替流"样式），SmartArt即可自动地将"步骤下移流程"转换为其他样式。例如，将心脏急救六个步骤的步骤下移流程图转换为"交替流"后的效果如图3-26所示。将流程图更换为"重复蛇形流程"的效果如图3-27所示；或更换为"向上箭头"样式流程，并与图片进行混排（设置图片位置为浮于文字上方）的效果如图3-28所示。

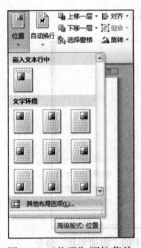

图 3-22　"位置"下拉菜单

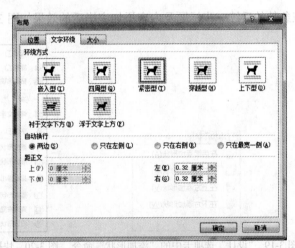

图 3-23　"布局"对话框

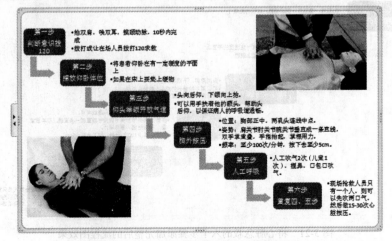

图 3-24　SmartArt 流程图与图片的混排效果

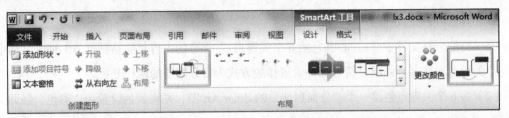

图 3-25　在 SmartArt 工具中"设计"选项卡内的"布局"下拉菜单中选择"交替流"的流程图样式

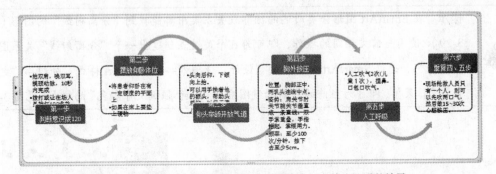

图 3-26　将心脏急救六个步骤的流程图转换为"交替流"后的效果

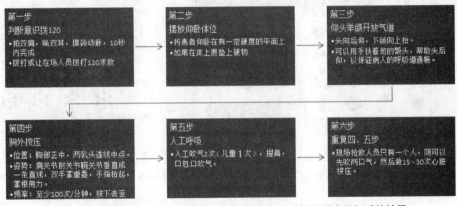

图 3-27　将心脏急救六个步骤的流程图转换为"重复蛇形流程"后的效果

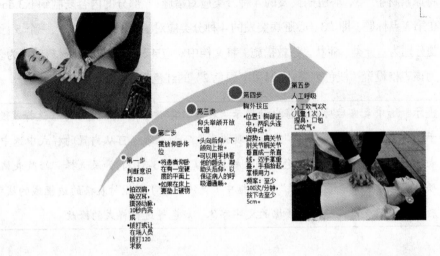

图 3-28　将心脏急救六个步骤的流程图转换为"向上箭头"的流程图并与图片进行混排的效果

3. 分栏排版与自动续表

（1）将原素材文件中"2、心脏急救6个关键点："部分的内容复制粘贴到 lx3.docx 文档中，为每个关键点添加实心圆项目符号，并设置排版方式为带分割线的两栏分栏。

（2）为6个关键点创建一个"分离射线"的 SmartArt 图，并将颜色设置为"彩色，强调文字颜色"。

 提示　在 SmartArt 图形分类所述的循环或关系类中都能找到"分离射线"的图形（见图 3-29）。使用与前文相同的操作，即可为6个关键点创建出一个"分离射线"关系图。选中该图形，通过 SmartArt 工具下的"设计"选项卡→"SmartArt 样式"分组→"更改颜色"下拉菜单，即可为当前的分离射线图应用"彩色-强调文字颜色"的样式（见图 3-30）。

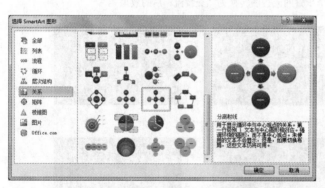

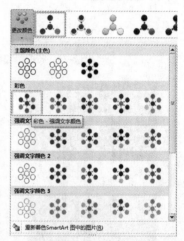

图 3-29　SmartArt 图形中关系类别里的"分离射线"图　　图 3-30　"更改颜色"中的"彩色-强调文字颜色"样式

（3）将原素材中"3、心脏病突发的4种分类应对措施："部分的内容复制到 lx3.docx 中。

（4）在第3点标题（即"3、心脏病突发的4种分类应对措施："）下方插入一个5行3列的表格，列标题分别为：分类、症状、急救措施。将文档中对应4种分类的文字材料转换为表格形式。

（5）为该表格设置"浅色列表 强调文字颜色2"的红色底纹样式。

 提示　选中表格后功能区将自动显示"表格工具\设计|布局"选项卡。选择"设计"选项卡→"表格样式"分组→"表格外观样式"下拉列表，可从内置的样式中选中"浅色列表-强调文字颜色2"的红色底纹表格样式（见图 3-31）。如果选择"修改表格样式"选项，则在弹出的"修改样式"对话框中（见图 3-32）还能对表格的边框线的线型、颜色，底纹，以及表格内标题或数据的文字字体、颜色等进行样式的修改。

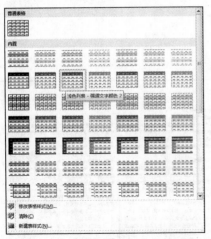

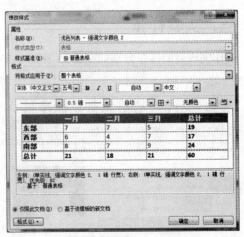

图 3-31 表格外观样式下拉列表   图 3-32 "修改样式"对话框

（6）为表格设置自动续表头的功能，让表格分开在两页显示时，第二页自动显示表头。

 提示 选中表格后，依次执行"表格工具"→"布局"选项卡→"数据"分组→"重复标题行"命令（见图 3-33），即可实现表格换页时自动载入标题行。分页后续表头的效果如图 3-34 所示。

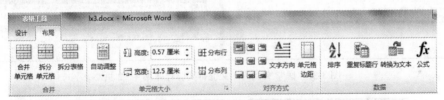

图 3-33 在"表格工具"→"布局"选项卡→"数据"分组→选择"重复标题行"命令

表 3-1 心脏病突发的 4 类应对措施

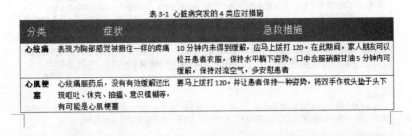

分类	症状	急救措施
心绞痛	表现为胸部感觉被捆住一样的疼痛	10 分钟内未得到缓解，应马上拨打 120。在此期间，家人朋友可以松开患者衣服，保持水平躺下姿势，口中含服硝酸甘油 5 分钟内可缓解，保持对流空气，多安慰患者
心肌梗塞	心绞痛服药后，没有有效缓解还出现呕吐、休克、抽搐、意识模糊等，有可能是心肌梗塞	要马上拨打 120。并让患者保持一种姿势，将双手作枕头垫于头下

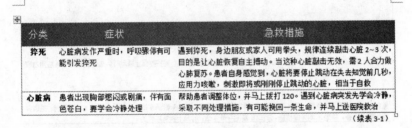

分类	症状	急救措施
猝死	心脏病发作严重时，呼吸骤停可能引发猝死	遇到猝死，身边朋友或家人可用拳头，规律连续敲击心脏 2~3 次，目的是让心脏恢复自主搏动。当这种心脏敲击无效，需 2 人合力做心肺复苏。患者自身感觉到，心脏将要停止跳动在失去知觉前几秒，应用力咳嗽，刺激即将或刚刚停止跳动的心脏，相当于自救
心脏病	患者出现胸部憋闷或剧痛，伴有面色苍白，要学会冷静处理	帮助患者调整体位，并马上拨打 120。遇到心脏病突发先学会冷静，采取不同处理措施，有可能挽回一条生命，并马上送医院救治

（续表 3-1）

图 3-34 表格分页后自动续表头的效果

三、实验样张

制作完成后的样张分别如图 3-35 和图 3-36 所示。

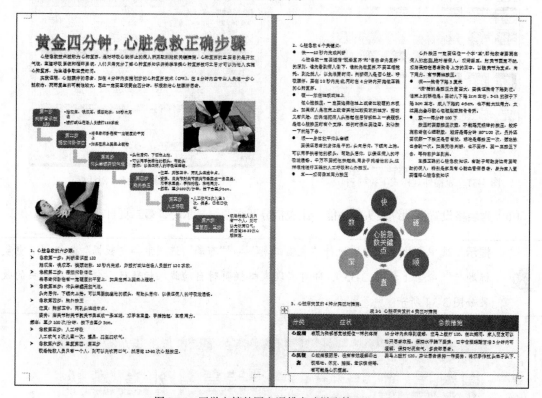

图 3-35　医学文档的图文混排实验样张第 1～2 页

分类	症状	急救措施
猝死	心脏病发作严重时，呼吸骤停有可能引发猝死	遇到猝死，身边朋友或家人可用拳头，规律连续敲击心脏 2～3 次，目的是让心脏恢复自主搏动。当这种心脏敲击无效，需 2 人合力做心肺复苏。患者自身感觉到，心脏将要停止跳动在失去知觉前几秒，应用力咳嗽，刺激即将或刚刚停止跳动的心脏，相当于自救
心脏病	患者出现胸部憋闷或剧痛，伴有面色苍白，要学会冷静处理	帮助患者调整体位，并马上拨打 120。遇到心脏病突发先学会冷静，采取不同处理措施，有可能挽回一条生命，并马上送医院救治

（续表 3-1）

心绞痛
心绞痛表现为胸部感觉被捆住一样的疼痛，10 分钟内未得到缓解，应马上拨打 120。在此期间，家人朋友可以松开患者衣服，保持水平躺下姿势，口中含服硝酸甘油 5 分钟内可缓解，保持对流空气，多安慰患者。

心肌梗塞
心绞痛服药后，没有有效缓解还出现呕吐、休克、抽搐、意识模糊等，有可能是心肌梗塞，要马上拨打 120。并让患者保持一种姿势，将双手作枕头垫于头下。

猝死
心脏病发作严重时，呼吸骤停有可能引发猝死。猝死黄金救援时间是 4 分钟，若 4 分钟内没有有效救治，死亡率相当高。遇到猝死，身边朋友或家人可用拳头，规律连续敲击心脏 2～3 次，目的是让心脏恢复自主搏动。

当这种心脏敲击无效，需 2 人合力做心肺复苏。患者自身感觉到，心脏将要停止跳动在失去知觉前几秒，应用力咳嗽，刺激即将或刚刚停止跳动的心脏，相当于自救。

心脏病
患者出现胸部憋闷或剧痛，伴有面色苍白，要学会冷静处理。帮助患者调整体位，并马上拨打 120。遇到心脏病突发先学会冷静，采取不同处理措施，有可能挽回一条生命，并马上送医院救治。

图 3-36　医学文档的图文混排实验样张第 3 页

活动 4　医学手册的目录生成

一、活动目的

1. 熟练掌握在 Word 中插入页码、分页符等操作；

2. 掌握在 Word 中新建样式及插入自动生成的目录等操作。

二、活动内容

打开"医院护士站工作手册.docx"文档，并将其另存为"lx4.docx"。

"医院护士站工作手册.docx"原始文档共 9 页，内容包含六项："第一项 护士长职责"，"第二项 护士长管理工作程序"，"第三项 护理工作管理规定"，"第四项 病房管理规定"，"第五项 手术室质控小组成员及分工"以及"第六项 护士长管理应具备的能力"。该文档页面较多却没有页码，每一项内容都没有另起新页面显示，显得较为凌乱。请完成下列操作，并最终为该手册创建自动生成的目录。

1. 插入页码和分页符

（1）为文档页面添加页码，数字显示在页面底部右侧。

（2）将文档中的每一项与前一项内容分开在不同的页面上，即确保每一项的标题位于新页面的首行。

提示　依次选择"插入"选项卡→"页眉和页脚"分组→"页码"下拉列表→"页面底端"向右列表→"普通数字 3"的样式（见图 3-37），即可在页面底部右侧角落为每张页面添加数字页码。

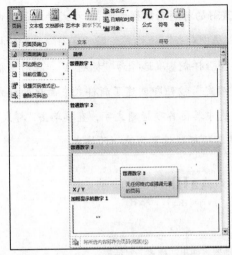

图 3-37　为页面添加位于右下角的普通数字页码

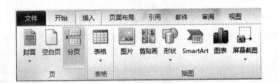

图 3-38　选择"插入"选项卡→"页"分组→"分页"符

将光标定位到每项标题的开头，依次选择"插入"选项卡→"页"分组→"分页"符（见图 3-38），即可将每项内容与前一项分开到不同页面。例如，在"第二项 护士长管理工作程序"标题前插入"分页符"后，第二项将移至新起页面的效果，如图 3-39 所示。

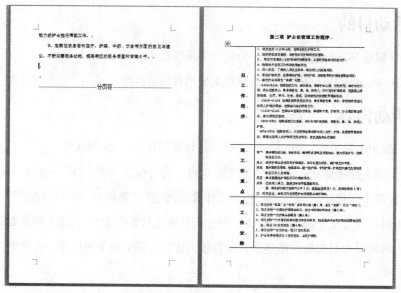

图 3-39　在第二项标题前插入"分页符"后的效果

2. 新建与应用标题样式

（1）新建一个名为"手册各项标题"的段落样式：字体为宋体、二号、加粗，居中对齐。

（2）为手册中的各项标题应用该样式。

提示　先将第一项的标题文字设置为"宋体、二号、加粗，居中对齐"的格式，再单击"开始"选项卡→"样式"分组右下角的对话框启动器按钮（见图 3-40），弹出"样式"对话框（见图 3-41）。单击"样式"对话框左下角第 1 个"新建样式"按钮，即可弹出"修改样式"对话框（见图 3-42）。基于已设置好的标题新建样式时，"样式"对话框内能看到字体已被设置为"宋体、二号、加粗，居中对齐"的格式。因"字符"类型的样式无法设置其对齐方式，故此处设置为段落类型。样式基准选择为"标题 1"。在对话框内输入样式名称为"手册各项标题"，单击"确定"按钮即创建了新样式。新建的样式能自动显示到"样式"分组下的样式浏览区。选中其他各项标题文字，直接单击"样式"分组下的"手册各项标题"样式，即可快速将各项标题设置为统一的格式。

图 3-40　单击"样式"右下角的对话框启动器将弹出"样式"对话框

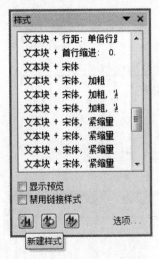

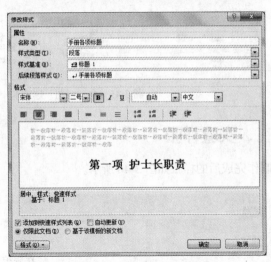

图 3-41   "样式"对话框   图 3-42   "修改样式"对话框

3. 创建手册目录

为手册创建自动生成的目录，样式为"自动目录 1"。

提示   为文档创建目录的前提是对文档中的各项标题已建立了标题级别的样式。上述步骤中已将手册中的各项标题基于"标题 1"创建并应用了"手册各项标题"样式，接下来只需将光标定位到手册首页大标题的下一行，再依次选择"引用"选项卡→"目录"下拉列表→"自动目录 1"（见图 3-43），即可快速生成目录。若文档内容有更新，页码产生变化，则可通过使用鼠标右键单击目录文字，在弹出的快捷菜单中选择"更新域"选项即可进行目录的自动更新（见图 3-44）。通过在"视图"选项卡→"显示"分组中勾选"导航窗格"（见图 3-45），就可查看到整个文档的结构导航。

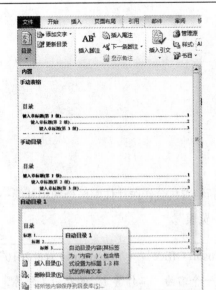

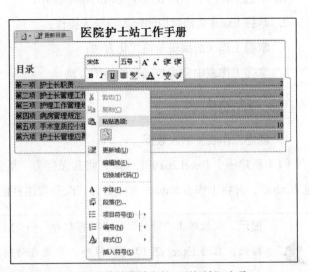

图 3-43   "引用"选项卡→"目录"下拉列表   图 3-44   快捷菜单中的"更新域"选项

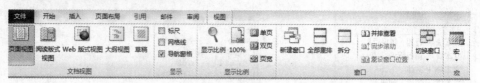

图 3-45 在"视图"选项卡中勾选"导航窗格"

三、实验样张

制作完成后的样张如图 3-46 所示。

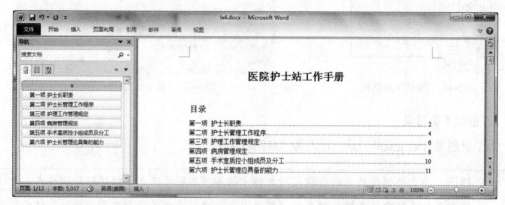

图 3-46 带导航窗格的《医院护士站工作手册》的目录效果

活动 5 医学数据的基本编辑与函数的应用

一、活动目的

1. 掌握工作簿、工作表及单元格的基本操作；
2. 掌握 Excel 文档数据的输入与导入操作；
3. 掌握工作表的编辑与格式化方法；
4. 掌握工作表中公式与函数的使用方法。

二、活动内容

1. 创建工作表并输入数据

（1）新建一个 Excel 2010 工作簿，将其保存为"某县新型农村合作医疗住院医药费用补偿一览表.xlsx"，并将工作表 Sheet1 重命名为"医药费用补偿一览表"。

提示 依次单击"开始"→"所有程序"→"Microsoft Office"→"Microsoft Excel 2010"按钮，启动 Excel 2010 应用程序，系统自动创建一个名为"工作簿 1"的空白工作簿，如图 3-47 所示。单击文件菜单下"保存"按钮，将其以"某县新型农村合作医疗住院医药费用补偿一览表.xlsx"为名保存到指定目录下，如图 3-48 所示。

使用鼠标右键单击工作表标签 Sheet1，在弹出的快捷菜单中单击"重命名"选项，如图 3-49 所示，工作表标签背景变成黑色，输入新的名称"医药费用补偿一览表"，按回车键即可完成工作表 Sheet1 的重命名。

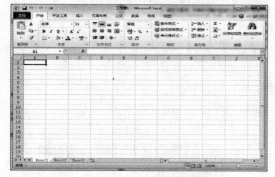

图 3-47 新建工作簿

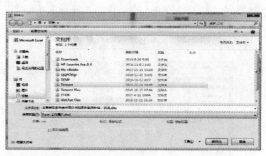

图 3-48 保存工作簿

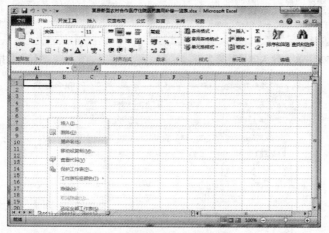

图 3-49 重命名工作表 Sheet1

（2）将"住院医药费用补偿一览表.txt"文件中的数据导入到"医药费用补偿一览表"工作表中。

提示 选中工作表"住院医药费用补偿一览表"的单元格 A3，在"数据"选项卡→"获取外部数据"选项组中，单击"自文本"按钮；在"导入文本文件"对话框中，选择素材文件"住院医药费用补偿一览表.txt"；

在"文本导入向导"对话框中，按实际需求设置各类参数，如图 3-50、图 3-51 和图 3-52 所示（本例中的所有参数设置如图所示）；

在"导入数据"对话框中，指定数据存放的起始位置，单击"确定"按钮，完成数据导入，如图 3-53 所示。

数据导入结果如图 3-54 所示。

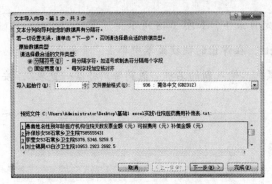

图 3-50 "文本导入向导"第 1 步

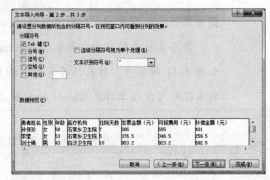

图 3-51 "文本导入向导"第 2 步

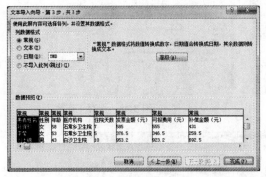

图 3-52 "文本导入向导"第 3 步

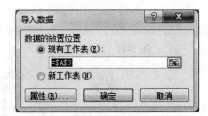

图 3-53 "导入数据"对话框

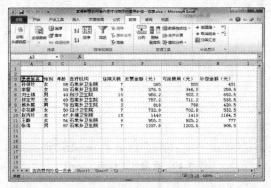

图 3-54 数据导入结果

（3）插入新数据。在当前工作表的第 9 行之前插入新行，并在单元格区域 A9:H9 中输入以下内容：{赵芝浩、男、39、水塘卫生院、6、1176.2、1120.7、840.5}。

  提示　用鼠标右键单击第 9 行标签，在弹出的快捷菜单中执行"插入"命令，如图 3-55 所示，在单元格区域 A9:H9 的各个单元格中按顺序输入上述数据。

2. 编辑工作表

（1）在当前工作表的第 A 列左边插入新列，在单元格 A3 中输入"序号"，在单元格 A4 中输入"1"，在单元格 A5 中输入"2"。

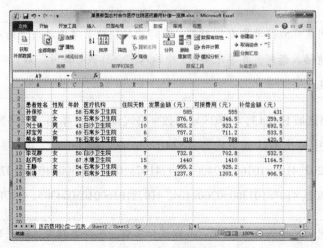

图 3-55 插入新数据

（2）利用自动填充功能，在单元格区域 A6:A13 中依次填入 3、4……10。

提示 选中单元格 A4、A5，将光标移至单元格 A5 右下角，当光标变成"黑色十字"时，按住左键不放，拖曳至单元格 A13，利用自动填充功能完成单元格区域 A6:A13 中数据的输入，如图 3-56 所示。

（3）删除单元格 E12，并将单元格 E11 的内容复制到单元格 E12。

（4）合并单元格区域 A1:J1，并输入"某县新型农村合作医疗住院医药费用补偿一览表"，字体格式设置为水平对齐居中、方正姚体、20 号、蓝色。

（5）合并单元格区域 A2:J2，并输入"制表日期：2019-08-20"，设置字体格式为水平对齐居右、宋体、12 号、加粗、斜体。

（6）编辑后的工作表样张如图 3-57 所示。

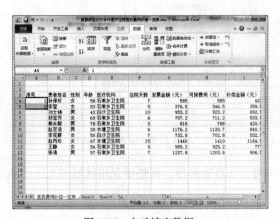

图 3-56 自动填充数据

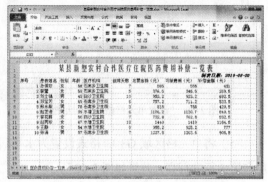

图 3-57 编辑后的工作表样张

3. **格式化工作表**

（1）在 D 列的右边插入新列，然后在单元格 E3 中输入"合作医疗证号"。

提示 使用鼠标右键单击 E 列标签，在弹出的快捷菜单中单击"插入"按钮即可完成在 D 列的右边插入新列；在单元格 E3 中输入"合作医疗证号"后，调整 E 列宽度，使输入的文字能完全显示。

（2）选中单元格区域 E4:E13，将该区域的数字格式设置为文本格式以将数字作为文本进行处理，然后在该区域中依次输入如下内容：{41078101601108000904、41078101600908004202、41078101600908004202、41078101600504007304、41078101600405005402、41078101600803002702、41078101600506003202、41078101300502002404、41078101600105004305、41078101600705001201}。

 提示 选中单元格区域 E4:E13，单击鼠标右键，在弹出的快捷菜单中单击"设置单元格格式"按钮，在弹出的对话框中依次选择"数字"选项卡→"分类"组→"文本"选项，单击"确定"按钮，即可将选中的单元格区域设置为文本格式，如图 3-58 所示。

（3）在当前工作表中，将 A、B、C、D、E、F 列的水平对齐方式设置为居中。

（4）将 H、I、J 列的数字格式设置为保留 1 位小数、使用千位分隔符。

 提示 选中 H、I、J 列，单击鼠标右键，在弹出的快捷菜单中单击"设置单元格格式"按钮，在弹出的对话框中选择"数字"选项卡→"分类"→"数值"选项，在"示例"区域将"小数位数（D）"设置为 1，勾选"使用千位分隔符(,)"，如图 3-59 所示，单击"确定"按钮。

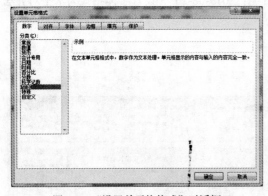

图 3-58 "设置单元格格式"对话框

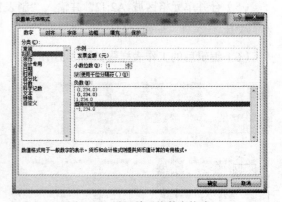

图 3-59 设置单元格数字格式

（5）将单元格区域 G3:J3 格式设置为水平居中对齐、自动换行，调整单元格区域 G3:J3 的宽度和第 3 行的行高，效果如图 3-60 所示。

（6）将单元格区域 A3:J3 字体设置为加粗，将每列调整到合适宽度，并将该单元格区域的图案格式设置"白色，背景 1，深色 25%"。

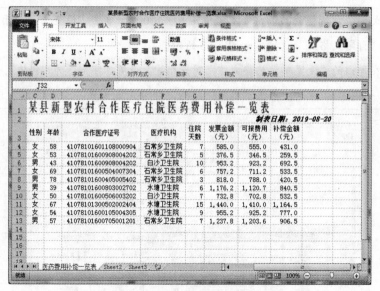

图 3-60 单元格区域 G3:J3 列宽和行高设置效果

提示 选中单元格区域 A3:J3，单击鼠标右键，在弹出的快捷菜单中单击"设置单元格格式"按钮，在弹出的对话框中选择"填充"选项卡，在"背景色（c）"组中单击选中"白色，背景 1，深色 25%"颜色按钮，单击对话框右下角的"确定"按钮完成图案格式设置，如图 3-61 所示。

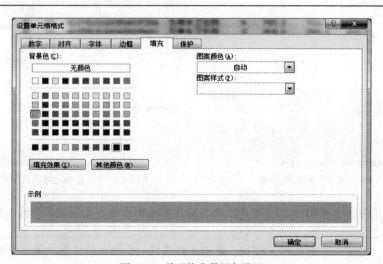

图 3-61 单元格背景颜色设置

（7）利用条件格式，将 H 列中数值大于 1000 的单元格的字体格式设置为斜体、红色。

提示 选中单元格区域 H4:H13，依次单击"开始"选项卡→"样式"→"条件格式"按钮，在弹出的下拉菜单中选择"突出显示单元格规则"选项，在弹出的菜单中单击"大于（G）…"按钮，弹出"大于"对话框，如图 3-62 所示。

在"大于"对话框的第一个文本框中输入"1000"，单击"设置为"后面的下拉列表框，选择"自定义格式"选项，如图 3-63 所示。

在弹出的"设置单元格格式中"对话框中，设置"字形"为"斜体"，"颜色"为"红色"，如图 3-64 所示，单击"确定"按钮，即可完成设置。

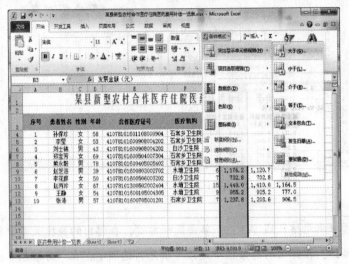

图 3-62　条件格式菜单

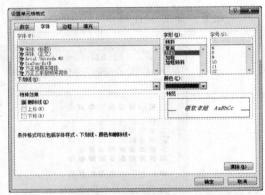

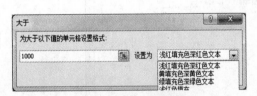

图 3-63　"大于"对话框设置　　　　　　　　图 3-64　"设置单元格格式"对话框

（8）为单元格区域 A3:J13 添加黑色的内、外边框，内框设置为最细单实线，外框为双实线。

提示　选中单元格区域 A3:J13，单击鼠标右键，在弹出的快捷菜单中单击"设置单元格格式"按钮，在弹出的对话框中选择"边框"选项卡，如图 3-65 所示。

设置"线条"组中的"颜色"为"黑色"，单击"线条"组中"样式"组中的"双实线"，然后单击"预置"组中的"外边框"按钮，完成双实线外边框设置。

单击"线条"组中"样式"组中的最细"单实线"，然后单击"预置"组中的"内部"按钮，完成最细单实线内边框设置。

单击"设置单元格格式"对话框右下角的"确定"按钮，完成单元格边框格式设置。

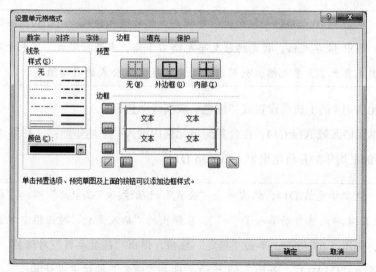

图 3-65 "设置单元格格式"对话框

（9）格式化后的工作表样张如图 3-66 所示。

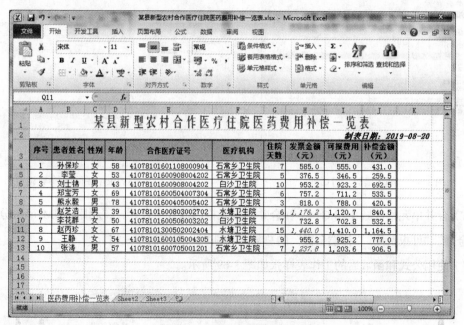

图 3-66 格式化后的工作表样张

4. 使用公式和函数

（1）在第 13 行前插入 1 行，并将序号为 10 的患者信息复制到新生成的第 13 行，删除第 14 行的患者信息。

（2）在 J 列前插入 1 列，然后在新生成的单元格 J3 中输入"可报比例"，将单元格区域 J4:J13 的单元格格式设置成"百分比、保留 2 位小数"。

（3）计算单元格区域 J4:J13 中各单元格的值，计算方法为：可报费用/发票金额。

提示 双击 J4 单元格，光标变成闪烁状态，然后输入公式：=I4/H4，按回车键即可完成计算；选中 J4 单元格，将光标移至单元格右下角，当光标变成"黑色十字"时，按住鼠标左键拖曳至 J13 单元格，利用自动填充功能完成公式的自动填充。

（4）将单元格 J14 的上边框设置成"黑色、双实线"边框。

（5）合并单元格区域 A14:C14，在合并的单元格内输入"平均年龄:"，利用 AVERAGE 函数求出 10 位患者的平均年龄并将结果填入单元格 D14。

提示 选中单元格 D14，依次单击"公式"选项卡→"函数库"组→"插入函数"按钮（此时 D14 单元格自动填入了"="），在弹出的"插入函数"对话框中单击"AVERAGE"函数，如图 3-67 所示，单击"确定"按钮，弹出"函数参数"对话框，将 Number1 参数设置为"D4:D13"，如图 3-68 所示，单击"确定"按钮完成计算。

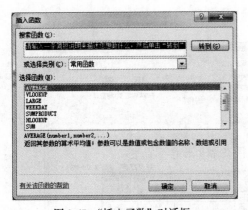

图 3-67　"插入函数"对话框

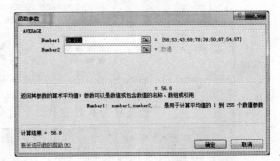

图 3-68　AVERAGE 函数参数设置

（6）合并单元格区域 E14:G14，在合并的单元格内输入"合计:"，利用 SUM 函数分别求出"发票金额""可报费用""补偿金额"的总数，分别填入对应的单元格。

（7）使用公式和函数后的工作表样张如图 3-69 所示。

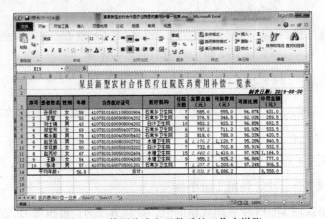

图 3-69　使用公式和函数后的工作表样张

活动 6 医学数据的统计分析与图表

一、活动目的

1. 掌握常见的数据统计分析方法及函数；
2. 掌握对数据的排序、自动筛选、分类汇总等操作；
3. 理解数据的高级筛选；
4. 掌握图表的创建与编辑方法；
5. 理解数据透视表的创建与编辑。

二、活动内容

1. 数据录入与计算

（1）新建一个 Excel 2010 工作簿，将其保存为"医学数据统计分析.xlsx"，并将工作表 Sheet1 重命名为"不同年龄、性别者 HBsAg 阳性率"，输入图 3-70 所示的数据，并适当调整格式。

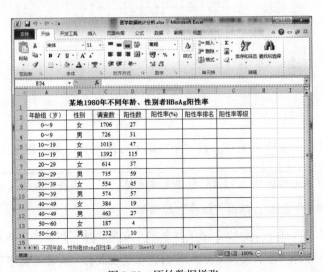

图 3-70 原始数据样张

（2）计算"阳性率（%）"，显示 2 位小数，不显示百分号，公式为：=100*阳性数/调查数。

（3）根据阳性率计算阳性率排名，阳性率最高的排名为 1，依次类推，不能改变表格结构和数据顺序。

提示 单击单元格 F3，输入公式"=RANK(E3,$E$3:$E$14,0)"，按回车键计算出第一组数据的阳性率排名，然后利用自动填充功能完成其他数据的阳性率排名计算。这里的单元格 E3 是相对引用，$E$3:$E$14 单元格区域是绝对引用。

（4）计算阳性率等级。假定阳性率等级划分标准为：阳性率(%)≤2，低；2<阳性率(%)≤5，中；阳性率(%)>5，高。

提示 单击单元格 G3，输入公式"=IF(E3<=2,"低",IF(E3<=5,"中","高"))"，按回车键计算出第一组数据的阳性率等级，然后利用自动填充功能完成其他数据的阳性率等级计算。

（5）将"不同年龄、性别者 HBsAg 阳性率"工作表中的数据复制到 Sheet3 工作表中，建立数据的备份。

（6）数据录入与计算后的工作表样张如图 3-71 所示。

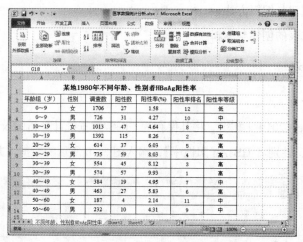

图 3-71　数据录入与计算后的工作表样张

2. 数据的排序

（1）根据"阳性率（%）"排升序，若"阳性率（%）"相同，则再根据阳性数降序排列。

提示 选中单元格区域 A3:G14 内任意单元格，依次单击"数据"选项卡→"排序和筛选"→"排序"按钮，弹出"排序"对话框。

在"主要关键字"后的 3 个下拉菜单中分别选择"阳性率（%）、数值、升序"，单击对话框上方的"添加条件（A）"按钮，在新生成的"次要关键字"后的 3 个下拉菜单中分别选择"阳性数、数值、降序"，如图 3-72 所示，单击"确定"按钮即可完成排序。

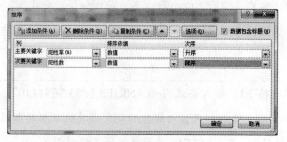

图 3-72　"排序"对话框

（2）排序后的工作表样张如图 3-73 所示。

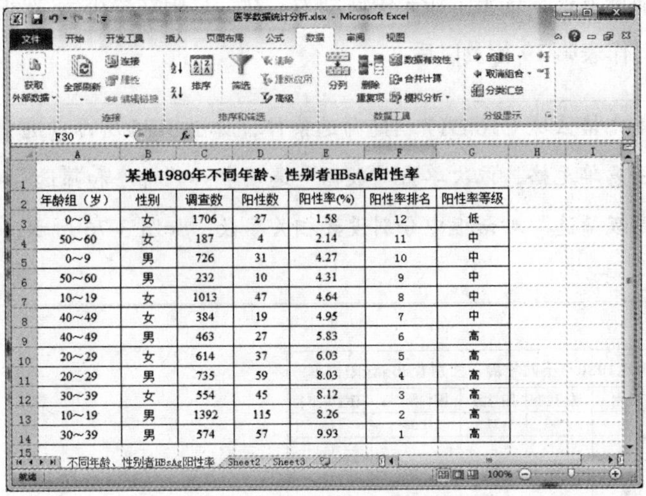

图 3-73　排序后的工作表样张

3. 数据的筛选

（1）采用自动筛选方式，选出工作表中性别为"男"的所有记录。

> **提示**　选中单元格区域 A3:G14 的任意单元格，依次单击"数据"选项卡→"排序和筛选"组→"筛选"按钮，工作表中第 2 行（"年龄组<岁>、性别、调查数、阳性数、……"所在行）的单元格右边会出现一个倒三角形的下拉按钮，单击"性别"单元格（B2 单元格）右边的下拉按钮，在弹出的菜单中勾选"男"，单击"确定"按钮，完成筛选，如图 3-74 所示。
>
> 筛选只是根据条件显示数据，并没有删除数据，如要撤销筛选，显示所有数据，只需再次单击"排序和筛选"→"筛选"按钮即可。

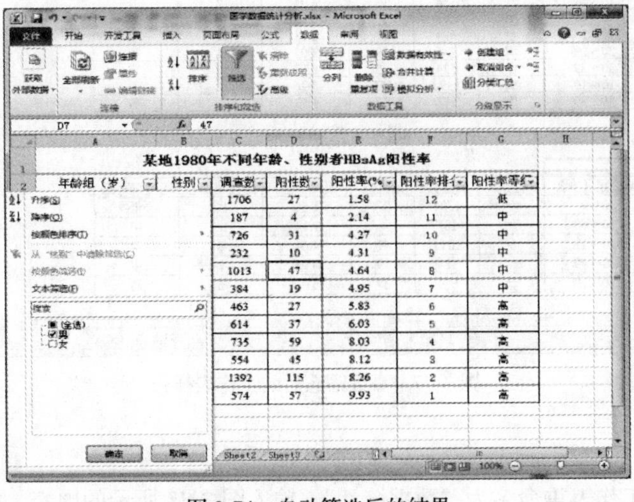

图 3-74　自动筛选后的结果

（2）取消自动筛选，恢复原来的数据。

（3）采用高级筛选方式，选出工作表中性别为"女"且阳性率小于 7%的所有记录，并将筛选出的结果存放到工作表第 19 行及以后。

 提示 在单元格区域 C16:D17 创建筛选条件，如图 3-75 所示；选中单元格区域 A3:G14 区域内的任意单元格，依次单击"数据"选项卡→"排序和筛选"→"高级"按钮，在弹出的"高级筛选"对话框中分别设置相关参数，如图 3-76 所示，单击"确定"按钮，完成筛选。

		某地1980年不同年龄、性别者HBsAg阳性率				
年龄组（岁）	性别	调查数	阳性数	阳性率(%)	阳性率排名	
0～9	女	1706	27	1.58	12	
50～60	女	187	4	2.14	11	
0～9	男	726	31	4.27	10	
50～60	男	232	10	4.31	9	
10～19	女	1013	47	4.64	8	
40～49	女	384	19	4.95	7	
40～49	男	463	27	5.83	6	
20～29	女	614	37	6.03	5	
20～29	男	735	59	8.03	4	
30～39	女	554	45	8.12	3	
10～19	男	1392	115	8.26	2	
30～39	男	574	57	9.93	1	
		性别	阳性率(%)			
		女	<7			

图 3-75　高级筛选条件设置

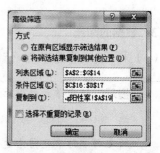

图 3-76　"高级筛选"对话框

（4）高级筛选后的工作表样张如图 3-77 所示。

	A	B	C	D	E	F	G	H	I
4	50～60	女	187	4	2.14	11	中		
5	0～9	男	726	31	4.27	10	中		
6	50～60	男	232	10	4.31	9	中		
7	10～19	女	1013	47	4.64	8	中		
8	40～49	女	384	19	4.95	7	中		
9	40～49	男	463	27	5.83	6	高		
10	20～29	女	614	37	6.03	5	高		
11	20～29	男	735	59	8.03	4	高		
12	30～39	女	554	45	8.12	3	高		
13	10～19	男	1392	115	8.26	2	高		
14	30～39	男	574	57	9.93	1	高		
15									
16			性别	阳性率(%)					
17			女	<7					
18									
19	年龄组（岁）	性别	调查数	阳性数	阳性率(%)	阳性率排名	阳性率等级		
20	0～9	女	1706	27	1.58	12	低		
21	50～60	女	187	4	2.14	11	中		
22	10～19	女	1013	47	4.64	8	中		
23	40～49	女	384	19	4.95	7	中		
24	20～29	女	614	37	6.03	5	高		
25									

图 3-77　高级筛选后的工作表样张

4. 数据的统计

（1）将 Sheet2 工作表重命名为"数据统计"，输入图 3-78 所示的内容，并适当调整格式。

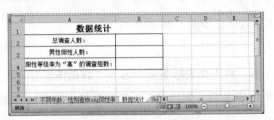

图 3-78　数据统计工作表

（2）使用 SUM 函数计算"总调查人数"，将其填入单元格 B2。

（3）计算"男性阳性人数"，将其填入单元格 B3。

　提示　选中单元格 B3，输入公式：=SUMIF(不同年龄、性别者 HBsAg 阳性率!B3:B14,"男",不同年龄、性别者 HBsAg 阳性率!D3:D14)，再按回车键完成计算。

（4）计算阳性等级率为"高"的调查组数，将其填入单元格 B4。

　提示　选中单元格 B4，输入公式：=COUNTIF(不同年龄、性别者 HBsAg 阳性率!G3:G14,"高")，再按回车键完成计算。

5. 数据的分类汇总

（1）按照如下方式对工作表进行分类汇总：将"性别"作为分类字段，汇总方式设置为"求和"，汇总项设置为"调查数"和"阳性数"。

　提示　在进行分类汇总前，需根据分类字段对数据进行排序。将数据按"性别"字段升序排列，依次单击"数据"选项卡→"分级显示"→"分类汇总"按钮，弹出"分类汇总"对话框，根据要求设置相关参数，如图 3-79 所示，单击"确定"按钮，完成操作。若要取消分类汇总，则单击"分类汇总"对话框底部的"全部删除"按钮即可。

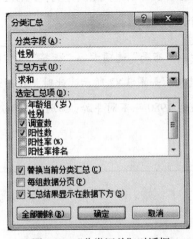

图 3-79　"分类汇总"对话框

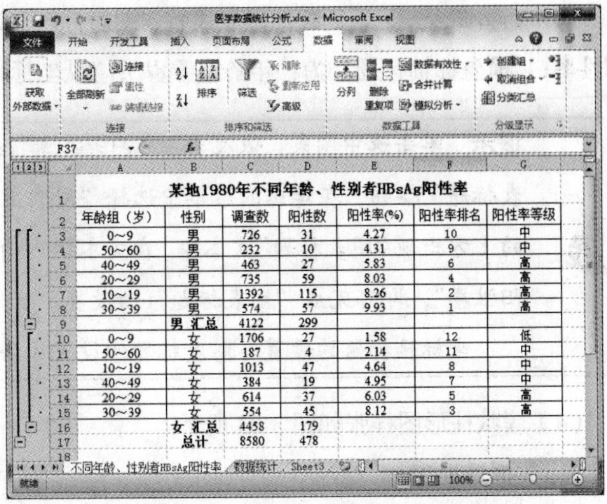

图 3-80　分类汇总后的工作表样张

（2）分类汇总后的工作表样张如图 3-80 所示。

6. 数据图表

（1）打开 Sheet3 工作表，将工作表标签重命名为"数据图表"。

（2）以"年龄组（岁）、调查数、阳性数"为数据源建立簇状柱形图。

 提示 选定"年龄组（岁）"列（A2:A14），按住【Ctrl】键，再选定"调查数"列（C2: C14）、"阳性数"列（D2:D14），依次单击"插入"选项卡→"图表"→"柱形图"下拉按钮，在"二维柱形图"区中选择"簇状柱形图"（第一排第一个），即可生成图表，如图 3-81 所示。

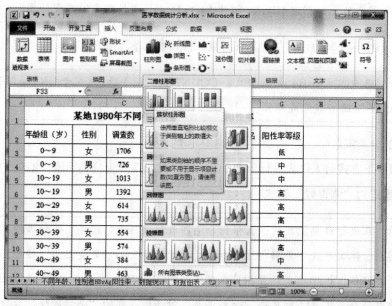

图 3-81　插入图表

（3）编辑图表。为新创建的图表设置"图表标题"为：某地 1980 年不同年龄、性别者 HBsAg 阳性率；"横坐标轴标题"为：年龄组（岁）；"纵坐标轴标题"为：数值。

 提示 单击选中图表，依次单击"图表工具"选项卡→"布局"选项卡→"标签"→"图表标题"按钮，在弹出的菜单中选择"图表上方"选项，如图 3-82 所示。此时，在图表的上方出现"图表标题"文本框，在文本框内输入"某地 1980 年不同年龄、性别者 HBsAg 阳性率"，即可完成"图表标题"的设置。

坐标轴标题的设置与图表标题的设置方法相同。

（4）簇状柱形图样张如图 3-83 所示。

7. 数据透视表

（1）既按"年龄组（岁）"分类、又按"性别"分类动态统计"阳性数"。

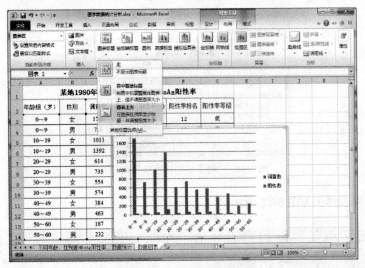

图 3-82　设置图表标题

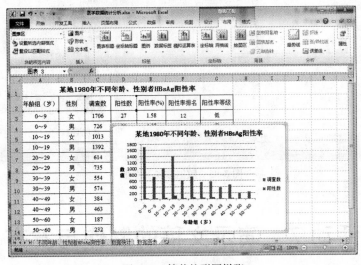

图 3-83　簇状柱形图样张

提示　如果需要按多个条件同时分类并动态统计数据，则需要使用数据透视表。

选定"数据图表"工作表中的含有数据的任意单元格，依次单击"插入"选项卡→"表格"→"数据透视表"下拉按钮，在下拉菜单中选择"数据透视表"命令，打开"创建数据透视表"对话框，如图 3-84 所示。确认选择数据范围及数据透视表的存放位置（本实例选择放置新工作表），单击"确定"按钮，完成数据透视表（空表）的创建。

在新生成的工作表（本实例新生成 sheet3 工作表）中，单击数据透视表内任一单元格，在工作表右边的"数据透视表字段列表"内进行如下操作：将"年龄组（岁）"字段拖曳到"行标签"，将"性别"字段拖曳到"列标签"，将"阳性数"字段拖曳到"数值"，完成数据透视表的设置。

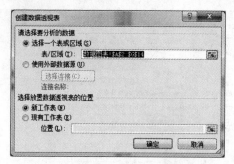

图 3-84 "创建数据透视表"对话框

（2）数据透视表样张如图 3-85 所示。

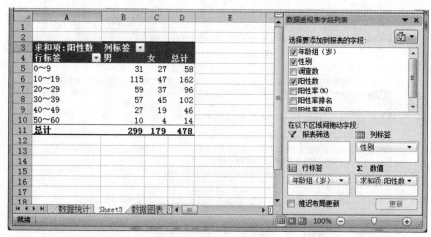

图 3-85 数据透视表样张

活动 7 演示文稿的制作与发布

一、活动目的

1. 理解并实践创建演示文稿的制作流程；

2. 熟练掌握演示文稿的基本操作：创建、编辑、格式化、设置动画与过渡效果、放映等；

3. 熟练掌握在演示文稿中创建对象的操作：创建 SmartArt 图、超链接、表格等对象；

4. 掌握为演示文稿添加背景音乐以及将演示文稿转换为视频等的方法。

二、活动内容

从专业课程与计算机技术结合的方向中选择自己感兴趣的一个知识点作为主题，制作一个精简而又生动的演示文稿。本篇将以"浅探循证医学"为主题展示制作一份简洁完备的演示文稿的过程。

1. 统筹规划

确定主题后，首先应对演示文稿的制作进行全面策划。流程大致分为：查找资料→确定目录→布局结构→定位风格→着手制作。

（1）查找资料

搜索与"循证医学（Evidence-based Medicine，EBM）"主题相关的资料，包括文章、图片、音频等素材。以主教材第 1 章及百度百科对"循证医学"的名词解释为主要文字素材，以搜集并下载循证医学的 Logo 图片（见图 3-86）、创始人的相关图片素材（见图 3-87）、演示文稿结束时的致谢图片（见图 3-88）为图片素材，以纯音乐为关键字搜索下载到的"纯音乐-古典.mp3"为音频素材。

提示　由于循证医学的 3 位创始人是英国人或美国人，因此其信息的搜索应以其姓名的英文单词作为关键字。创始人的照片则应该以公开发表的文献、教材或公认的权威网络信息为准。若搜索不到或信息不确定时，可采取以创始人的代表作或其他相关素材作为辅助。图片的搜集与应用是为了让演示文稿更生动和具有说服力。

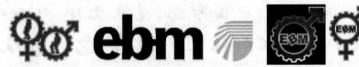

图 3-86　循证医学 Logo 的图片素材

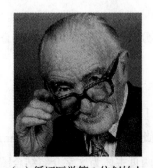 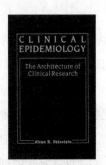 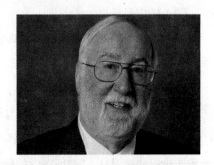

（a）循证医学第 1 位创始人　　（b）循证医学第 2 位创始人　　（c）循证医学第 3 位创始人

Archiebald L. Cochrane　　　　Alvan R. Feinstein 的代表作　　　David L. Sackett

图 3-87　循证医学的 3 位创始人的相关图片素材

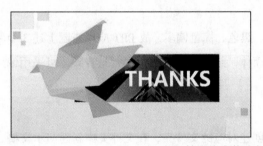 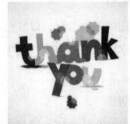

图 3-88　用于结尾的致谢图片素材

　　为了让演示文稿的标题字体更别致，还可以下载 Windows 自带字体以外的更多花样字体素材。例如，本篇中为标题应用的是"禹卫书法隶书简体"。

> **提示**　对下载的"禹卫书法隶书简体"字体文件压缩包进行解压后，会产生一个"禹卫书法隶书简体.ttf"文件，双击该文件将打开图 3-89 所示的窗口。窗口中列写的"字体名称"为在办公软件或其他软件环境下对字体进行设置时能查看到的对应字体名称。窗口下方呈现的是"禹卫书法隶书简体"字样在不同字号大小下对应英文、中文、数字的字体。单击窗口上方"安装"按钮即可将该字体安装到本机。

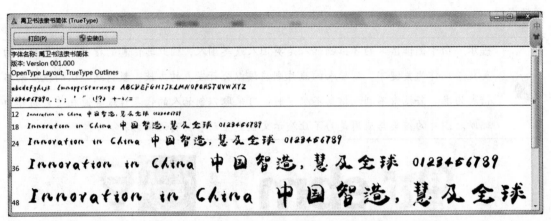

图 3-89　打开文件禹卫书法隶书简体.ttf 呈现的窗口

（2）确定目录

　　根据文字素材进行思路上的整理，可将主题目录确定为 4 个部分：循证医学的概念、循证医学的创始人、循证医学 VS 传统医学、循证医学中证据的等级。

（3）布局结构

　　确定 PPT 的页数：标题、目录与结尾各占 1 页，4 个部分各占 1 页，共 7 页。

　　目录需要罗列 4 个项目，循证医学中证据的等级也分为四步，故此两页 PPT 均可使用 SmartArt 流程图进行快速设计。"循证医学的概念"与"循证医学的创始人"两页主体为文字介绍结合图片说明，可采用文本框与图片的图文混排形式。循证医学与传统医学的比较则采用表格形式会更加一目了然。

（4）定位风格

　　观察搜索到的图片素材，以红色、黑色、棕色偏多，故 PPT 应以搭配上述 3 个颜色的样式为模板。标题文字应用"禹卫书法隶书简体"结合古典纯音乐的背景音频，可采用偏红色中国风的演示文稿风格。

（5）着手制作

　　在需要保存好演示文稿的路径下创建对应的文件夹，在文件夹内新建演示文稿，并将其命名为"浅探循证医学.pptx"。接下来就是内容的填充以及文稿的美化，涉及母版与主题的应用，创建 SmartArt 图、超链接及表格，设置动画与过渡效果，加载音乐与生成视频等操作。

2. 母版与主题的应用

（1）对"浅探循证医学"演示文稿应用 PowerPoint 内置的名为"平衡"的主题母版。

（2）将"标题和内容"版式的母版样式进行修改，添加红色标题底纹框。

提示　执行"视图"选项卡→"母版视图"分组→"幻灯片母版"命令（见图 3-90），即可将演示文稿切换为母版视图，同时在功能区自动加载显示"幻灯片母版"选项卡（见图 3-91）。依次单击"幻灯片母版"选项卡→"编辑主题"分组→"主题"下拉三角按钮，即可从下拉菜单中找到名为"平衡"的内置模板（见图 3-92）。可以看到该模板色系包含红色、深棕色、咖啡色、灰色，与图片素材的色系相吻合。

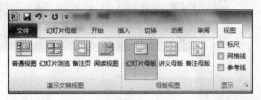

图 3-90　进入幻灯片母版的方法：从"视图"选项卡中的"母版视图"分组中选择对应命令

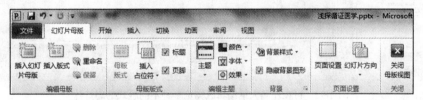

图 3-91　"幻灯片母版"选项卡下的功能分组

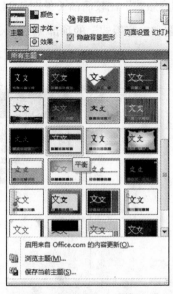

图 3-92　"主题"下拉列表中内置模板——"平衡"

PowerPoint 母版的每一种内置主题都包含多种不同版式的幻灯片效果，如"标题幻灯片版式""标题和内容版式""节标题版式""图片与标题版式""两栏内容版式"等。在幻灯片母版视图下，可在左侧大纲编辑区内下拉看到多张不同版式的幻灯片，图 3-93 所示的幻灯片编辑区显示的是被选中的"标题幻灯片版式"幻灯片。

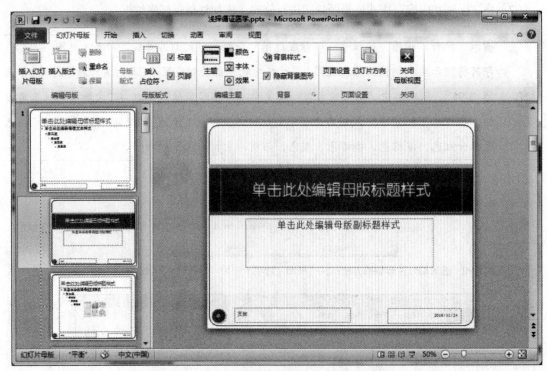

图 3-93　可在左侧大纲编辑区浏览多种不同版式的幻灯片

"平衡"主题内的"标题和内容版式"比较简洁（见图 3-94），将"标题幻灯片版式"中的红色底纹的标题文本框复制到"标题和内容版式"的顶部（见图 3-95），则后续内容页面可以将标题均列写在红色底纹的标题文本框内，保证演示文稿的一致性。

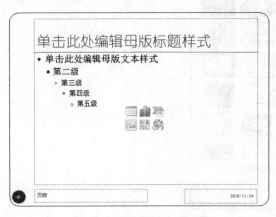

图 3-94　母版样式的初始状态

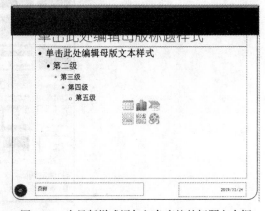

图 3-95　为母版样式添加红色底纹的标题文本框

（3）关闭"幻灯片母版视图"，切换到"普通视图"后，在标题页红色底纹内插入标题文本框，输入"浅探循证医学"，并设置字体为禹卫书法隶书简体，字号为 65 号，将文本框填充白色，并设置为内部左上角阴影效果。

 提示　创建文本框后，"绘图工具"就会自动呈现在功能区右侧。依次单击"格式"选项卡→"形状样式"分组→"形状效果"下拉三角按钮（见图 3-96），即可从下拉列表中选中"阴影"→"内部左上角"效果（见图 3-97）。为标题文本框设置左上角阴影后的效果如图 3-98 所示。

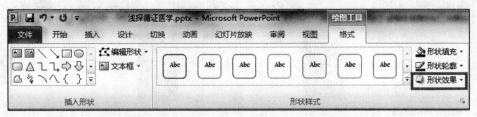

图 3-96　"绘图工具/格式"选项卡下的"形状样式"分组功能

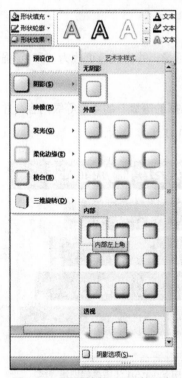

图 3-97　"形状效果"的下拉列表

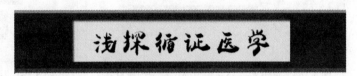

图 3-98　对标题文本框设置左上角阴影后的效果

（4）为后续的 5 页幻灯片添加标题："目录""循证医学的概念""循证医学创始人""循证医学 VS 传统医学""循证医学中证据的等级"，并统一设置为宋体、白色加粗、48 号字。在幻灯片浏览视图下的效果如图 3-99 所示。

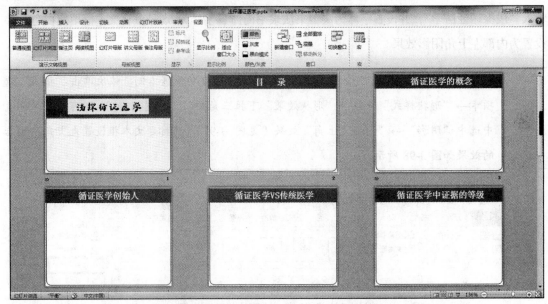

图 3-99 用幻灯片浏览视图预览添加了标题的 6 张幻灯片效果

3. 创建 SmartArt 图与超链接

（1）采用 SmartArt 中的"垂直曲形列表"为演示文稿创建目录，并将颜色更改为"彩色 强调文字颜色"（见图 3-100）。

（2）采用 SmartArt 中的"交错流程"图创建"循证医学中证据的等级"的 4 个等级内容，并将该图的颜色更改为"彩色范围 强调文字颜色 4 至 5"（见图 3-101）。

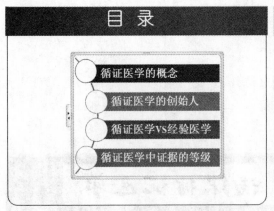

图 3-100 采用 SmartArt 垂直曲形列表创建目录

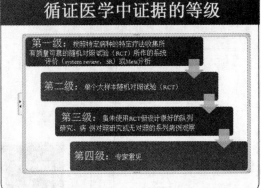

图 3-101 采用 SmartArt 交错流程创建等级

提示 在 PowerPoint 中创建 SmartArt 图，修改样式、更改颜色等操作方法与 Word 中一致。

（3）为目录中的每一个项目添加超链接，使其对应相应的幻灯片页面。

提示 选中目录页中的第一项文字"循证医学的概念",单击鼠标右键,在弹出的快捷菜单中选择"超链接",即可弹出"插入超链接"对话框(见图 3-102)。在对话框内左侧"链接到"处选择"本文档中的位置",中间"请选择文档中的位置"处选中第 3 页"循证医学的概念",可在右侧看到幻灯片预览页面,单击"确定"按钮即可为目录中的第一条创建一个超链接。也可采用相同方式创建其他项目的超链接。

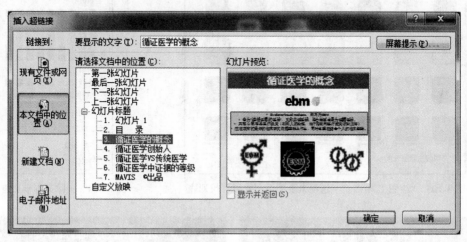

图 3-102 "插入超链接"对话框

4. 图文混排与创建表格

(1)对文字素材与图片素材进行挑选与整理,填充并布局到"循证医学的概念"及"循证医学创始人"的页面中。适当精简文字内容,注意文字的换行以及添加项目符号等。

(2)将"循证医学概念"中的文本框设置为"细微效果-深红,强调颜色 2"的内置样式;将"循证医学创始人"中的 3 个文本框均设置为无边框线的样式。

 提示 选中"循证医学概念"页面中的文本框后,"绘图工具"就会自动呈现在功能区右侧(见前文中图 3-96)。单击"格式"选项卡→"形状样式"分组左侧的填充效果下拉箭头,即可看到许多系统自带的填充效果,选择更符合页面风格的效果进行应用,如"细微效果-深红,强调颜色 2"(见图 3-103)。选中"循证医学创始人"页面中的 3 个文本框后,依次单击"绘图工具/格式"选项卡→"形状样式"分组→"形状轮廓"下拉三角按钮,选择"无轮廓"命令(见图 3-104),即可去除文本框的边框线。"循证医学的概念"的页面布局与设置效果如图 3-105 所示。"循证医学的创始人"的页面布局与设置效果如图 3-106 所示。

(3)提炼文字素材,整理对比循证医学与传统医学的不同之处,用表格的形式表述。

(4)为表格应用红色的"主题 1 强调 1"样式。

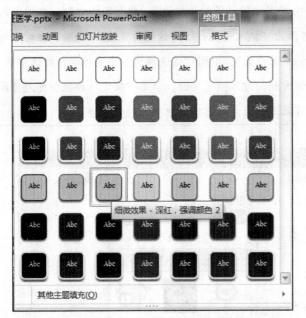

图 3-103 "绘图工具/格式"选项卡下的填充效果下拉列表

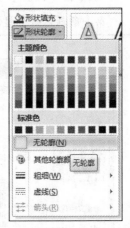

图 3-104 去除文本框边框线

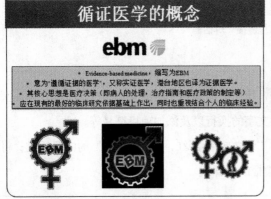

图 3-105 "循证医学的概念"页面布局

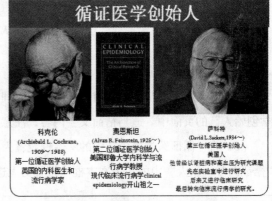

图 3-106 "循证医学创始人"页面布局

提示 根据文字素材，循证医学与传统医学有至少4处不同："评价结果的指标""证据来源""对研究方法的要求""对样本量的要求"。创建一个5行3列的表格，并打开"表格工具/设计"选项卡→"表格样式"分组下拉列表，将表格设置为红色"主题1强调1"的样式。表格的创建和格式化操作与 Word 中相同，请参见《活动3 医学文档的图文混排》。"循证医学 vs 传统医学"的页面布局与设置效果如图 3-107所示。

（5）从搜集到的致谢图片素材中挑选一张与页面风格较为搭配的插入到结尾页面中，并将幻灯片制作人、时间等信息填入，以达到一个较为美观的效果，如图 3-108 所示。

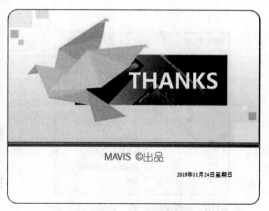

图 3-107 用表格进行比较说明的效果 　　　　　　图 3-108 插入图片素材的致谢页面

5．设置动画与过渡效果

（1）为每张页面中的图片、文字设置动画效果。注意：同一页面中的不同对象较多时，不宜设置过多不同的动画效果。

（2）为每张幻灯片的切换设置过渡效果，并设置好自动换片时间：开头、目录与结尾约为 5～6 秒，中间的内容约为 8～10 秒。

> 提示　为页面中的对象设置动画效果时，可通过依次单击"动画"选项卡→"高级动画"分组→"动画窗格"（见图 3-109），就可在动画窗格内一目了然地看到各种对象的动画设置顺序，选中一条动画后单击鼠标右键（见图 3-110），在弹出的"效果选项"中还能进行动画选项的效果与计时设置（见图 3-111 和图 3-112）。如果对象是 SmartArt 图，则还能对 SmartArt 图进行组合图形的 3 种不同效果的动画设置（见图 3-113）。
>
> 当同一页面中的不同对象较多时，为其中一个对象设置好进入的动画效果后，还可以利用"高级动画分组"下的"动画刷"命令，将设置好的动画效果直接复制到一个新的对象中。

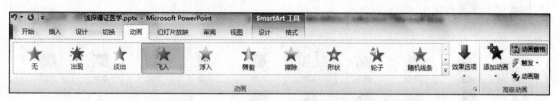

图 3-109 设置动画时可选择"动画"选项卡"高级动画"分组中的"动画窗格"

考虑到演示文稿页面数量不多，且最后还需转换为视频，故可将不同页面的过渡效果设置为"华丽型"。选中"切换"选项卡→"切换到此幻灯片"分组中的切换效果，在下拉列表中即可看到不同的页面切换效果分类（见图 3-114）。"涟漪""蜂巢""涡流"等都是视觉效果出色的华丽型过渡。

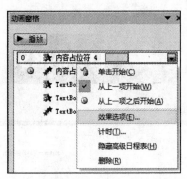

图3-110 快捷菜单中的"效果选项"命令

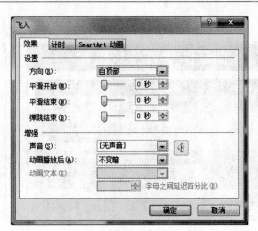

图3-111 "效果选项"对话框的"效果"选项卡

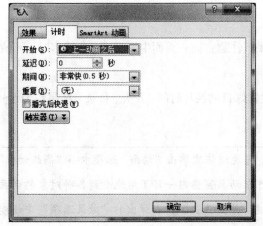

图3-112 "效果选项"对话框的"计时"选项卡

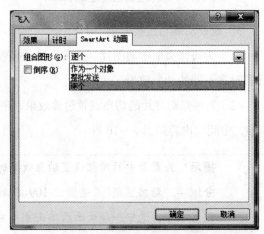

图3-113 "效果选项"对话框的"SmartArt动画"选项卡

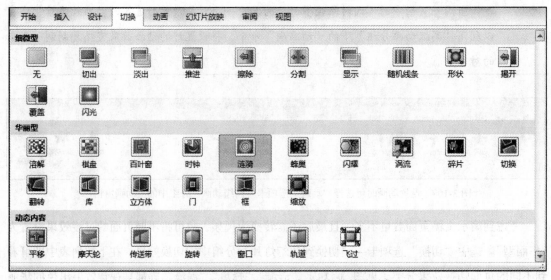

图3-114 "切换"选项卡中的不同切换效果列表

在"切换"选项卡→"计时"分组中，可以通过勾选"设置自动换片时间"复选框，并输入具体的数值（图 3-115 所示为设置换片时间为 10 秒）来设置幻灯片每张页面自动换片的时间。

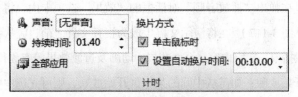

图 3-115　设置自动换片时间为 10 秒

6. 加载音乐与生成视频

（1）在第 1 页为演示文稿添加音频文件"纯音乐-古典.mp3"作为背景音乐，需要隐藏音乐小喇叭的图标，再对音频进行适当的设置，使幻灯片播放完毕时音乐自动停止。

（2）将演示文稿发布为视频文件。

提示　选中演示文稿的第 1 页后，依次执行"插入"选项卡→"媒体"分组→"音频"命令，在弹出的"插入音频"对话框中选择之前准备好的音频素材"纯音乐-古典.mp3"文件，单击"插入"命令后，就会在第 1 页幻灯片上出现一个小喇叭的图标。选中小喇叭图标时，"音频工具/格式|播放"选项卡将自动呈现在功能区右侧。选择"播放"选项卡，勾选"放映时隐藏"复选框（见图 3-116），则在播放时小喇叭图标为不可见状态。

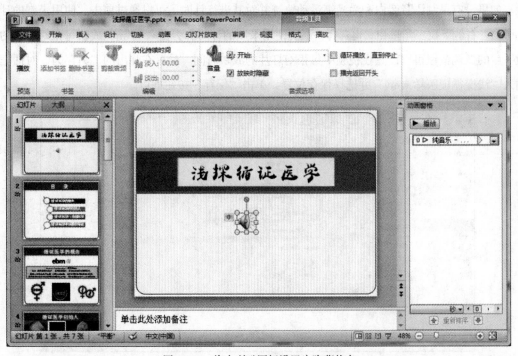

图 3-116　将小喇叭图标设置为隐藏状态

由于本演示文稿页面数量较少，且背景音乐时间较长，故无需将音乐设置为"循环播放，直到停止"的模式。而应通过使用鼠标右键单击"动画窗格"内的纯音乐动画，在弹出的快捷菜单中选择"动画效果"选项，在弹出"播放音频"对话框的"效果"选项卡内，将"停止播放"设置为在"第7张幻灯片后"（见图3-117）。在将演示文稿生成为视频文件之前，应从头至尾播放一遍演示文稿，以检查文稿的音频播放、文字内容、页面布局、动画及过渡效果等有无待修改的问题。按【F5】键即可快速从第一页开始放映；如需从中间的某一页开始放映，则可先选中中间某张幻灯片，再按【Shift+F5】组合键即可。反复修改、确认后可以将演示文稿转换为视频文件。

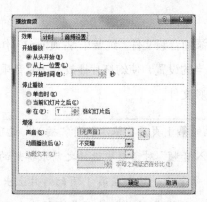

图3-117 "播放音频"对话框的"效果"选项卡

在"文件"菜单中单击"保存并发送"选项，依次单击右侧的"创建视频"按钮，即可将演示文稿转换为视频（见图3-118）。如果要创建高质量的视频，可以选择"计算机和HD显示"选项。如果没有录制语音旁白和激光笔运动轨迹并对其进行计时，可以通过单击"使用录制的计时和旁白"右侧下拉三角按钮，再选择"不要使用录制的计时和旁白"。单击"放映每张幻灯片的秒数"后的微调按钮可以设置在视频中每张幻灯片的放映时间。最后在弹出的"另存为"对话框中输入"浅探循证医学.wmv"并选择保存位置，单击"保存"按钮即可。

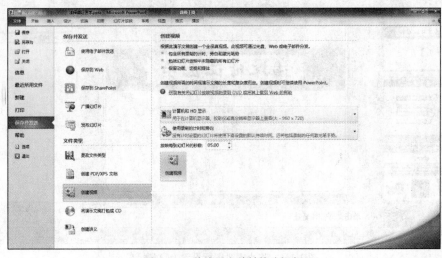

图3-118 将演示文稿转换为视频

三、实验样张

制作完成的演示文稿的样张效果如图 3-119 所示。

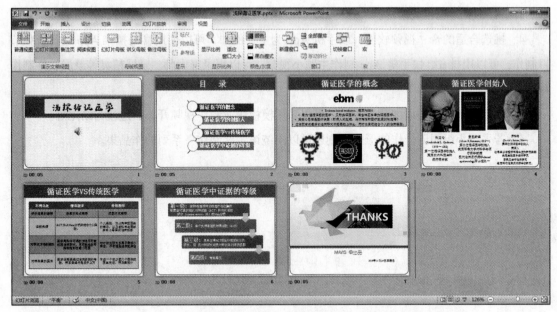

图 3-119　幻灯片浏览视图下的"浅探循证医学"完整演示文稿效果

活动 8　数字音、视频的制作与应用

一、活动目的

1. 了解热门的音、视频 App；

2. 掌握简单的音、视频软件或者录屏软件的使用方法；

3. 在音、视频小作品的制作设计过程中培养提炼知识点、进行创意表达的能力以及团队合作的精神。

二、活动内容

从本课程教材或结合自己的专业课程学习挑选一个简短又有生活意义的知识点作为主题——例如，如何挑选网线，方剂口诀，南丁格尔护士宣言，针灸用针分类，商务英语场景，错误的膝盖活动方式，高效自我管理，制作一个精简而又生动的音频或者视频作品。相关要求如下。

1. 确定主题：主题应与知识点结合，并有一定的生活意义，展现出学习的乐趣与知识的魅力，提倡积极、阳光、正能量的知识主题。

2. 确定音、视频演示形式，例如，单人制作还是多人配合，计算机录屏还是单人朗诵，表演还是说唱等。

3. 收集、准备素材，例如，朗读的文字材料、演示的道具、故事情节的设计、多人配合的细节、背景音乐及其他相关素材。

4. 挑选合适的音、视频软件，以手机 App 为主，例如，可以使用喜马拉雅 App 进行音频节目制作，可以用抖音、快手等 App 制作主题小视频，可以用录屏大师、录屏精灵等录屏软件制作计算机操作类小视频。

5. 注意为音、视频添加背景音乐，可以采用模板快速制作视频开头、过渡与结尾等。

6. 若采用小组团队合作的形式，则还可以围绕该主题制作一系列的作品集。

项目 4 信息处理与智能化

活动 1 算法流程与智能化决策

一、活动目的

1. 学会分析问题，找出解决现实问题的算法，并学会使用 Microsoft Visio 软件绘制流程图；

2. 了解决策树方法在疾病治疗中的应用，学会使用决策树方法分析问题；

3. 了解什么是智能系统和机器人，以及智能系统与机器人前沿的发展方向和应用。

二、活动内容

实验一：用流程图描述算法

1. 问题的提出

某大型商场的停车场对进入该场地的车辆有如下规定：

（1）进入该停车场的车辆必须为客运车辆，货运车辆谢绝入内；

（2）如果该车的乘员在商场消费总金额小于等于 500 元，收费 4 元；

（3）如果该车的乘员在商场消费总金额大于 500 元，不收取费用。

2. 实验要求

（1）认真阅读和理解问题，并用文字给出解决该问题的算法；

（2）根据给出的算法，使用 Microsoft Visio 软件绘制流程图。

3. 分析问题，找出算法

（1）控制进入该停车场的车辆类型，车辆类型必须是客运车辆；

（2）计算停车费用，乘员在商场消费总金额小于等于 500 元，收取停车费 4 元，大于 500 元，不收取停车费用；

（3）如果第一点不满足，就无须执行第二步；

根据上面的分析，给出问题的算法步骤如下。

（1）检查车辆，获取车辆的特征。

（2）根据车辆的特征，判断车辆的类别。如果是货运车辆则禁止进入，算法结束；如果车辆不是货运车辆，则可以进入停车场。

（3）在车辆出停车场时，获取车辆乘载人员在商场的消费总金额。

（4）如果车辆乘载人员消费总金额大于 500 元，不收取停车费；否则收费 4 元。

4. 绘制流程图

本次实验使用 Microsoft Visio 2010 绘制流程图，绘制的流程图如图 4-1 所示。

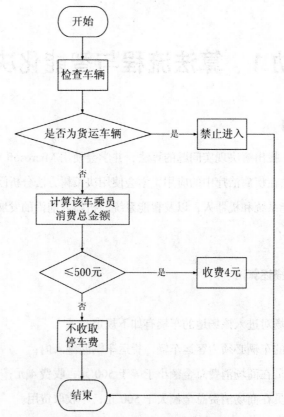

图 4-1　某商场停车场停车服务流程图

5. 实验扩展

请分析下面的问题，设计算法，画出血钾症诊断流程图。

钾是维持细胞生理活动的主要阳离子，在保持机体的正常渗透压及酸碱平衡、参与糖及蛋白代谢、保证神经肌肉的正常功能等方面具有重要作用。当人体内的钾离子含量偏离正常范围时，就会引起血钾症。血钾症分为高血钾和低血钾两种。正常的人体血清钾（K^+）浓度在 $3.5 \sim 5.5$ mEq/L，平均为 4.2 mEq/L。通常，血清钾离子浓度 < 3.5 mEq/L 为低血钾症，血清钾离子浓度 > 5.5 mEq/L 为高钾血症，血清钾离子浓度处于 $6 \sim 7$ mEq/L 为中度高钾血症，血清钾离子浓度大于 7 mEq/L 为严重高钾血症。低血钾症的主要症状为昏迷、厌食、严重腹泻、呕吐，常见症状四肢麻木感，继而乏力，肌无力和发作性软瘫。高血钾症最常见的原因是肾衰，主要表现为乏力、心律失常等。

实验二：疾病决策模型分析——粟粒性肺结核和肺结节病诊断不明时的治疗决策

1. 问题的背景

本实验问题来自百度文库"临床决策分析"PPT。病历摘要：患者，男、44 岁、医生。自觉疲乏及上楼时气促三周，干咳、盗汗一周，伴午后低热、寒战、肌痛等症状。自服乙胺苯酚（解热镇痛药）症状无明显改善。后因上腹部疼痛在当地医院就诊，查体无明显异常；血常规、电解质、泌尿系统 X 射线检查均无异常。患者六个月以来体重减轻约 2.7kg。

既往史：既往健康。起病前一个月曾与水痘患者有过接触，未排除结核接触史；近期未有旅行和药物注射史。

系统回顾：无特殊病史。

个人史：患者出生于印度，十余岁时接种了卡介苗（BCG），二十余岁时曾作 PPD（结核菌素）试验，结果为阴性。每日抽烟约半包左右，约有二十余年。患者曾在牙买加和巴哈马群岛居住，三年前移民美国。余无特殊。

体格检查：无明显异常。

实验室检查和特殊检查项目结果如下。

（1）血电解质、肌酐、肝功能、血细胞计数等正常。

（2）PPD：阴性。

（3）血管紧张素转换酶：正常值范围内。

（4）痰六亚甲基四胺染色找真菌：阴性。

（5）支气管肺泡灌洗液：未见肿瘤征象。

（6）痰抗酸染色：阴性。

（7）胸片：双肺叶遍布粟粒大小的结节；右肺门、右支气管区、主动脉肺动脉窗稍有扩大，考虑为增大的淋巴结所致。

（8）支气管镜检：呈轻到中度炎性改变。

（9）经支气管肺活检：提示致密的，非干酪化的肉芽肿，偶见巨细胞，与肺结节病病理改变相符。

（10）痰分枝杆菌培养：尚未有结果报告。

初步诊断与分析：结合临床和检验结果，考虑该患者可能的诊断是：

① 粟粒性肺结核；

② 肺结节病。

其他资料：粟粒性肺结核如不治疗其病死率（P1）达 50%。进行有效的抗结核治疗，病死率（P2）可降为 20%。进行抗结核治疗，抗结核药物有导致药物性肝炎的风险，其发生率约为 2%，其中又有约 7.6%会因此而死亡（假设该患者除这两种疾病外无须考虑患有其他疾病）。

2. 问题的提出

现有的检查尚不能确诊该患者到底是粟粒性肺结核还是肺结节病，而临床医生又必须采取进一步的诊治措施。由于肺结节病的预后相对比较好，其病死率为 8%，那么现在面临这样一种抉择：目前对该患者是否应该进行抗结核治疗？（假如该患者患粟粒性肺结核的可能性 P(TB)为 70%，肺结节病的可能性 P(SA)则为 30%左右）。

3. 实验步骤

（1）通过在网上搜索资料，了解什么是决策树分析法，实施该方法需要经过哪些步骤。

（2）通过网络查找与决策树相关的知识，以及决策树分析问题的步骤。

（3）本实验绘制的决策树如图 4-2 所示。

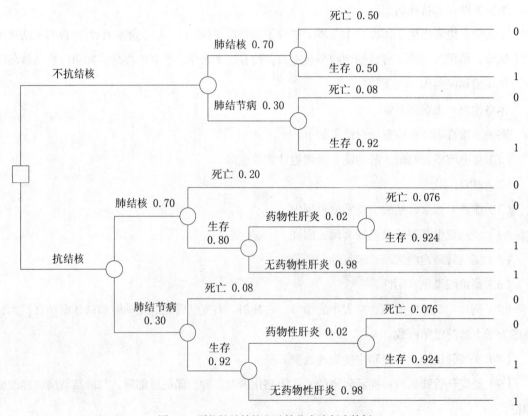

图 4-2　粟粒性肺结核和肺结节病诊断决策树

4. 计算结果与结论

根据 P(TB)=0.70 进行计算可得到如下结果。

① 不抗结核的期望生存率=（0.50×0.70）+（0.92×0.30）=0.626。

② 抗结核的期望生存率=（0.924×0.02×0.80×0.70）+（0.98×0.80×0.70）+（0.924×0.02×0.92×0.30）+（0.98×0.92×0.30）=0.835。

结论：选择抗结核治疗。

5. 撰写学习报告

按照问题的背景、问题的提出、决策树分析步骤、决策树构建（绘制决策树）、计算结果与结论、总结等步骤撰写学习报告。

6. 实验扩展

假设 P(TB)=37%，P(SA)= 63%不变，由于医学进展，粟粒性肺结核未接受抗结核治疗其病死率（P1）降为 20%，有效的抗结核治疗后病死率（P2）可降为 10%，那么此情况下是否仍应首选抗结核治疗？参考前面的实验分析问题。

实验三：智能系统与机器人学习资料展示

1. 实验解析

（1）上网查找有关智能系统和机器人的相关资料；

（2）通过知网、百度学术、万方、维普、谷歌学术、知乎等平台了解智能系统和机器人前沿的发展方向和应用，如医学领域的应用；

（3）使用 PowerPoint 软件将查找的资料，制作成演示文稿进行展示。

2. 实验步骤

略。

3. 实验扩展

（1）根据自己查找资料的过程，选取自己感兴趣的方向，继续学习。

（2）思考今后的学习能为智能系统和机器人的发展做出哪些贡献。

活动 2　安装与配置 Python 开发环境

一、活动目的

掌握 Python 运行环境配置与开发工具的使用。

二、活动内容

实验一：安装 Python 语言包

1. 实验解析

Python 是一种面向对象的程序设计语言，最初被设计用于编写自动化脚本，随着版本的不断更新，其功能也越来越丰富。由于 Python 语言的简洁性、易读性以及可扩展性，众多开源的科学计算软件包都提供了 Python 的调用接口，使得 Python 在编程语言中的地位不断提升。根据 2019年 11 月的编程语言排行数据显示，Python 已经超越 Java 位居第一，由此可见 Python 越来越受欢迎。Python 不仅可以像其他编程语言一样用于开发 Web 网站和桌面应用程序，而且可以广泛用于图像处理、数据挖掘、机器学习与深度学习等领域。

学会如何安装 Python 语言包是使用 Python 的基础，目前 Python 的最新版本为 Python 3.8.0（截至 2019 年 11 月）。安装 Python 主要有两种方式，第一种是通过访问 Python 的官方网址下载最新的版本进行安装；第二种方式是通过下载 Anaconda 软件进行安装。Anaconda 是 Python 的一个免费开源发行版，它内置了很多函数库，如用于科学计算的 NumPy、Pandas 与用于机器学习的 sklearn、TensorFlow 等。

通过第一种方法安装的是最简洁的 Python 语言包，使用者在需要用到相应的函数库时，只需要使用 pip 命令下载即可。由于版本文件较小，所以方便下载且节省存储空间。第二种方法安装的 Python 环境集成了各种函数库，对于绝大部分的功能，使用者可以直接调用无须再自行安装，但是 Anaconda 文件较大，会占用较多的存储空间。

2. 实验步骤

方法一：通过官网下载安装

（1）打开浏览器，访问 Python 的官方网址，进入相应的页面，如图 4-3 所示。

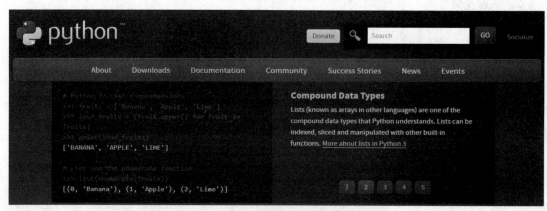

图 4-3　Python 官网首页

（2）单击 "Downloads" 选项，进入下载页面，如图 4-4 所示。

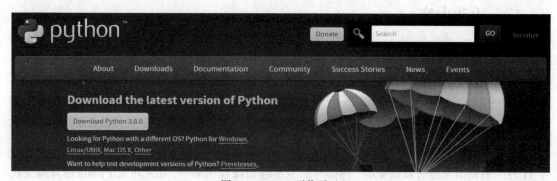

图 4-4　Python 下载页面

（3）单击"Download Python 3.8.0"按钮，即可下载 Python 的最新 Windows 32 位版本。也可在该页面下载 Windows 64 位的版本，或者 Linux 系统和 iOS 系统的版本。

（4）打开下载的 python-3.8.0.exe 文件进行安装，如图 4-5 所示。勾选"Add Python 3.8 to PATH"，再单击"Install Now"，即可自动完成安装。

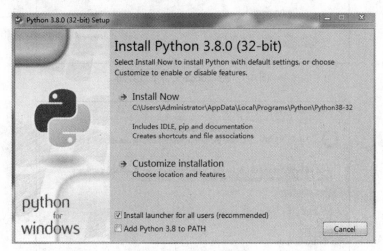

图 4-5　Python 安装界面

安装好 Python 之后，就会在计算机的"所有程序中"添加 Python 的文件夹节点。为了验证 Python 是否安装成功，可以在命令窗口输入"Python"并按回车键来查看 Python 的信息，如图 4-6 所示。

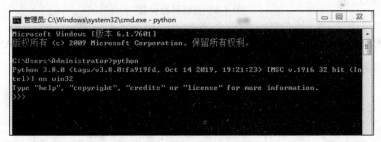

图 4-6　Python 版本信息

方法二：通过下载 Anaconda 文件安装

（1）打开浏览器，访问 Anaconda 官网，进入 Anaconda 页面后，单击页面上的"Download"按钮，进入文件选择界面，如图 4-7 所示。

该界面同样提供了 Windows 32 位与 64 位的版本文件，以及 iOS 系统和 Linux 系统的版本文件。选择 Python 3.7 的版本，单击"Download"，下载的文件既支持 32 位的操作系统，也支持 64 位的操作系统。

（2）安装 Anaconda。双击打开下载好的文件，同意安装协议进行安装即可。

（3）安装路径的设置，如图 4-8 所示。建议将安装路径设置在非系统盘下。

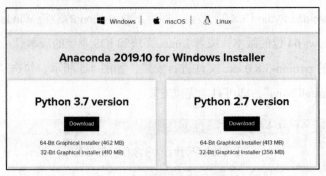

图 4-7　Anaconda 文件下载界面

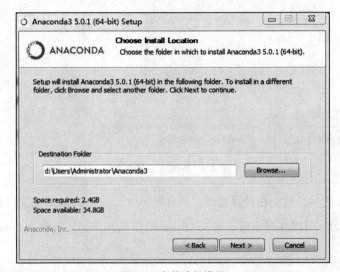

图 4-8　安装路径设置

（4）安装选项设置，如图 4-9 所示。此处保持默认的选项设置即可，无须将 Anaconda 添加到环境变量中，因为根据提示信息，这可能会导致卸载 Anaconda 时出现问题。

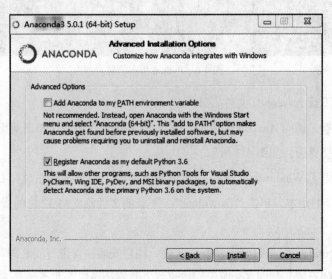

图 4-9　安装选项设置

安装完成后，就会在计算机的"所有程序中"添加 Python 的文件夹节点。打开安装路径，在 Lib\site-packages 下，可以看到集成的所有的函数库，如 NumPy、Pandas、sklearn 等。

实验二：安装 Python 开发工具

1. 实验解析

每一种编程语言都有相应的开发工具，方便使用者编写和管理代码。Python 的开发工具较多，如 PyCharm、Sublime Text、Eclipse PyDev 等。每一种都有各自的优缺点，使用者只需根据自己的喜好选择一个即可。本实验推荐安装 PyCharm 工具。

2. 实验步骤

（1）访问 PyCharm 官方网址，依次单击"Tools"→"PyCharm"选项，进入安装包下载页面，如图 4-10 所示。

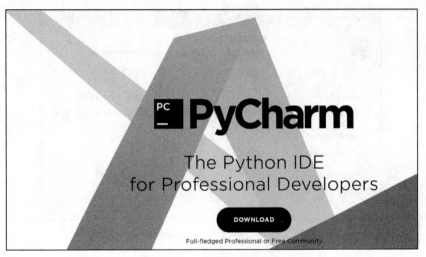

图 4-10 PyCharm 下载页面

（2）单击"DOWNLOAD"按钮，进入版本选择页面，如图 4-11 所示。需要注意的是，"Community"为免费开源版本，一般选择下载该版本的安装文件。

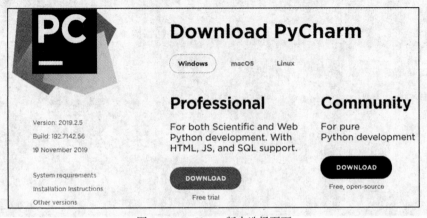

图 4-11 PyCharm 版本选择页面

（3）打开已下载的文件进行安装。安装方法与普通的软件相同，在安装过程中，需要注意该步骤的选项，如图4-12所示。

数字1：Create Desktop Shortcut，创建桌面快捷方式，若系统为32位就选择32-bit，若系统为64位就选择64-bit。

数字2：Update PATH variable（restart needed），更新路径变量（需要重新启动计算机才可生效），Add launchers dir to the PATH（将启动器目录添加到路径中）。该选项不需要选择。

数字3：Update context menu，更新上下文菜单，Add "Open Folder as Project"（添加打开文件夹作为项目）。该选项不需要选择。

数字4：Create Associations，创建关联，关联.py文件，双击都是以PyCharm打开。该选项需要选择。

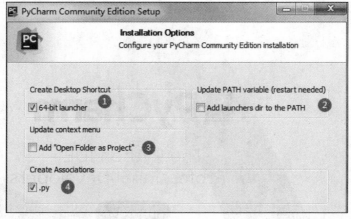

图4-12　安装选项

（4）配置Python运行环境。打开PyCharm软件，在"Configure"→"Settings"→"Project Interpreter"下配置实验1已安装好的Python运行环境，如图4-13所示。

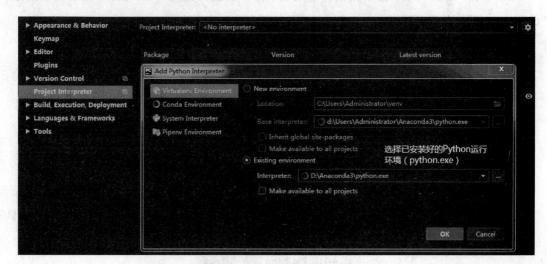

图4-13　Python运行环境配置

按照上述步骤进行设置后，PyCharm 就会加载 Python 运行环境，接下来便可以创建 Python Project 进行 Python 编程了。

活动 3　使用 Python 进行科学计算

一、活动目的

熟悉科学计算函数库 NumPy、Pandas 的使用方法。

二、活动内容

实验一：基于模糊逻辑的疾病信息智能建模

1. 实验解析

本实验题目来自冯飞的论文"模糊数学在诊断疾病中的应用"。病症就是疾病信息源，任何疾病都要产生信息，其疾病信息有明确的也有模糊的。例如，体温 39℃、白细胞 1 万个、胆红素 15 毫克都是明确的信息；而血沉快、心率慢、胆固醇高、血压低等，都是不明确的即模糊的疾病信息。然而上述所有信息对于疾病诊断所起的作用，以及所起作用程度的大小一般都是模糊的。例如，体温 39 ℃是明确的信息，然而它对某一疾病的判别为"是"、还是为"非"的问题上，又是模糊的，并且处于"是""非"的中间过渡状态更是模糊的。下面以眼病诊断为例说明模糊逻辑在疾病信息智能化处理中的应用。

（1）定义模糊变量 X、Y，确定模糊矩阵 $R=(r_{ij})m*n$，$0 \leqslant r_{ij} \leqslant 1$，$r_{ij}$ 表示 x_i 到 y_j 的模糊关系，且必须满足 $\sum_{j=0}^{n} r_{ij} = 1$；根据实际情况确定指标的权数分配 $A=(a_1, a_2, \cdots, a_n)$ 且 $\sum_{i=0}^{n} a_i = 1$。

（2）模糊关系运算及模糊推理。对矩阵 A、R 进行逻辑关系运算得到，$B=AR=(b_1, b_2, \cdots, b_m)$，其中：$b_j = \vee_{i=1}^{n}(a_{ij} \wedge r_{ij})$（$j=1, 2, \cdots, m$）（$\wedge$ 表示取小运算，$\vee$ 表示取大运算）。

（3）去模糊化（使用加权平均法、最大均值法、最大隶属度法等）。得到的矩阵 B 可能不满足模糊矩阵的定义，通常需要进行归一化处理 $C = (c_1, c_2, \cdots, c_m)$，其中：$c_i = b_i / \sum_{i=1}^{m} b_i$（$i=1,2,3\cdots,m$），再根据矩阵 C 进行去模糊化。

（4）得出结论。

2. 实验步骤

（1）给出指标集合 X 及评价集合 Y，由此得到模糊评价矩阵 R，如表 4-1 所示。

X ={结膜疾病，角膜疾病，视网膜疾病，葡萄膜疾病}；

Y ={畏光，流泪，肿胀，刺痒，发病急迫，眼痛，偏头痛，红眼，视力减退，异物感，灼热，呕吐}。

表 4-1 模糊矩阵

症状	病症			
	结膜疾病/权数	角膜疾病/权数	视网膜疾病/权数	葡萄膜疾病/权数
畏光	0.25	0.04	0.46	0.25
流泪	0.35	0.41	0.15	0.09
肿胀	0.37	0.14	0.13	0.36
刺痒	0.21	0.31	0.19	0.29
发病急迫	0.3	0.1	0.4	0.2
眼痛	0.28	0.32	0.22	0.18
偏头痛	0.32	0.17	0.27	0.33
红眼	0.34	0.26	0.24	0.16
视力减退	0.11	0.39	0.12	0.38
异物感	0.08	0.43	0.42	0.07
灼热	0.44	0.06	0.05	0.45
呕吐	0.03	0.48	0.47	0.02

医生根据病人的病情对上述的 12 种症状进行评判，确定指标的权数分配 H。

H =（0.35, 0.29, 0.25, 0.08, 0.28, 0.10, 0.32, 0.20, 0.11, 0.17, 0.22, 0.15）。

（2）通过模糊关系运算得到评价结果 B。$B=AR$ =（0.32, 0.29, 0.35, 0.32）。

（3）使用最大隶属度法进行去模糊化得到矩阵 C，M =MAX（C）

C =（0.32/1.28, 0.29/1.28, 0.35/1.28, 0.32/1.28）=（0.25, 0.23, 0.27, 0.25）；

M =max（0.25, 0.23, 0.27, 0.25）=0.27。

（4）根据模糊评价矩阵 R，0.27 排在第 3 列，所对应的疾病为视网膜疾病。由此得出结论：被诊断的眼病是视网膜疾病的可能性最大，医生应该以视网膜疾病为主制定治疗方案。

（5）建模过程的实现代码如下所示：

```
import NumPy as np

import Pandas as pd

from functools import reduce

def get_two_float(f_str, n):#四舍五入

    f_str = str(f_str)
```

```
        a, b, c = f_str.partition('.')

        c = (c+"0"*n)[:n]

        return float(".".join([a, c]))
def test1():

        df = pd.read_excel("眼病数据.xlsx",header = 0,index_col = 0)

        row_nums=np.arange(0,12,1)    #生成行号 1 维向量

        diseases=['结膜疾病','角膜疾病','视网膜疾病','葡萄膜疾病']

        #A 为医生给每个症状定义的权重

        A=np.array([0.35, 0.29, 0.25, 0.08, 0.28, 0.10, 0.32, 0.20,0.11,0.17,0.22,0.15])

        datas_R=df.ix[row_nums,diseases].values           #所有行列的数据值（模糊矩阵）

        print("---------模糊矩阵: -------------")

        print(datas_R)

        B=[]#评价结果

        for c in range(datas_R.shape[1]):                 #获取 R 矩阵的列数

            empty=[]

            for r in range(datas_R.shape[0]):             #获取 R 矩阵的行数

                empty.append(min(A[r],datas_R[r,c]))      #行列元素比小

            B.append(get_two_float(max(empty),2))         #小结果取大

        print("------------------------------")

        print("评价结果 B=",B)

        C=np.array(B)/1.28           #利用最大隶属度法去模糊化

        print("去模糊化矩阵 C=",C)

        M=get_two_float(max(C),2)

        print("M=",M)

        result=diseases[np.argwhere(datas_R==M).shape[1]]

        print("诊断结果: "+result+" 的可能性最大")
test1()#运行
```

实验二：阑尾炎疾病的智能诊断

1. 实验解析

本实验题目来自王斌的"卫生信息分析与决策 2"PPT。已知阑尾炎有慢性阑尾炎、急性阑尾炎、阑尾炎穿孔三种类型，经验不足的医生在鉴别诊断时往往会感到很棘手。为此，可以建立一个阑尾炎智能辅助诊断系统帮助医生进行诊断。建立智能系统的一项关键技术是如何系统具有知识和运用知识的能力。对于疾病诊断而言，关于疾病的类别与临床表现之间的关系的精准认知，

就是智能系统建模的关键。本实验基于以概率论为基础的贝叶斯公式介绍构建阑尾炎诊断智能系统的核心思想。

（1）列出阑尾炎诊断相关的各种症状，并把由各种症状所反映的互不相容的疾病情况分别以不同的数据结构表示。

（2）收集资料，统计已确诊的病例，通过一定的途径获取阑尾炎各个类型发生的先验概率，计算条件概率。概率亦称"或然率"，它反映随机事件出现的可能性大小。当概率值不易求出时，可取频率作为概率的近似值。先验概率是指根据以往经验和分析得到的概率。条件概率是指事件在另外一个事件已经发生的条件下发生的概率。

（3）运用贝叶斯公式，如式（4-1）所示：

$$P(H_j \mid B) = \frac{P(H_j)P(B \mid H_j)}{\sum_{i=1}^{n} P(H_i)P(B \mid H_i)} \qquad (j = 1, 2, 3, 4, \cdots, n) \qquad (4\text{-}1)$$

以疾病诊断为例，这里 H_1、H_2……H_j 就分别表示 j 种互斥的疾病；B 为用于这些疾病鉴别诊断的某一临床表现，式中 $P(H_j)$ 为各疾病发生的先验概率，表示医生在具体诊断某患者前所掌握的疾病 H_j 的发病情况。$P(B|H_j)$ 为在已知疾病 H_j 条件下，症状 B 出现的"条件概率"，它可以通过收集足够数量的病例计算得到。$P(H_j|B)$ 称为后验概率，表示在患者症状 B 出现时，患疾病 H_j 的可能性。对于两个或更多症状存在的情况，仍可使用贝叶斯（Bayes）公式进行计算。在各个症状彼此独立前提下，则症状同时出现的概率是各自单独出现时概率的乘积。因此，假设症状互相独立，贝叶斯公式可写为式（4-2）的形式：

$$P(H_j \mid B_1 \cdot B_2 \cdot B_3 \cdots B_k) = \frac{P(H_j)P(B_1 \mid H_j) \cdot P(B_2 \mid H_j) \cdot P(B_3 \mid H_j) \cdots P(B_k \mid H_j)}{\sum_{i=1}^{n} P(H_i)P(B_1 \mid H_i) \cdot P(B_2 \mid H_i) \cdot P(B_3 \mid H_i) \cdots P(B_k \mid H_i)} \qquad (4\text{-}2)$$
$$(j = 1, 2, 3, \cdots, n)$$

（4）在已知症状的前提下，通过运算得到阑尾炎不同类型发生的后验概率，取最大值对应的类型，作为诊断参考。

2. 实验步骤

（1）某地区 1207 位阑尾炎患者临床资料统计结果如表 4-2 所示。按慢性阑尾炎、急性阑尾炎、阑尾炎穿孔三类统计症候频率（腹痛开始部位、恶心呕吐、大便、体温、体征及体检结果）。

表 4-2　　　　　　　　　　　某地区 1207 位阑尾炎患者临床资料

症状	细分	慢性/权数	急性/权数	穿孔/权数
腹痛开始部位（B_1）	右下腹 B_{11}	0.66	0.17	0.1
	下腹 B_{12}	0.02	0.04	0.05
	上腹 B_{13}	0.15	0.29	0.42
	脐周 B_{14}	0.12	0.38	0.26
	全腹 B_{15}	0.05	0.11	0.15
恶心呕吐（B_2）	呕吐 B_{21}	0.33	0.21	0.12
	恶心 B_{22}	0.53	0.39	0.28
	恶心+呕吐 B_{23}	0.15	0.4	0.6

症状	细分	慢性/权数	急性/权数	穿孔/权数
大便（B_3）	正常 B_{31}	0.86	0.74	0.53
	非正常 B_{32}	0.11	0.13	0.25
	腹泻 B_{33}	0.03	0.13	0.22
压痛处（B_4）	右下腹 B_{41}	0.98	0.91	0.61
	大于右下腹 B_{42}	0.02	0.09	0.39
肌紧张及反跳痛（B_5）	肌紧张 B_{51}	0.1	0.57	0.92
	反跳痛 B_{52}	0.37	0.32	0.04
	肌紧张+反跳痛 B_{53}	0.53	0.11	0.04
体温（B_6）	～37℃ B_{61}	0.7	0.29	0.09
	～38℃ B_{62}	0.27	0.54	0.32
	≤38℃ B_{63}	0.03	0.17	0.59
WBC 计数（B_7）	≤10 000 B_{71}	0.7	0.09	0.16
	10 000～15 000 B_{72}	0.2	0.41	0.28
	≥15 000 B_{73}	0.1	0.5	0.56

（2）若已知慢性阑尾炎 H_1、急性阑尾炎 H_2、阑尾炎穿孔 H_3 发生的先验概率分别为：$P(H_1)=0.391$，$P(H_2)=0.493$，$P(H_3)=0.116$，现有一阑尾炎患者，最开始上腹痛，之后恶心呕吐，腹泻，入院体温为 37℃，全身腹肌紧张，右下腹压痛，WBC（白细胞）数达 19 350。

（3）显然其证候为 $B=B_{13}+B_{23}+B_{33}+B_{42}+B_{51}+B_{61}+B_{73}$，则其 $P(H_j|B)$ (j=1, 2, 3)的大小可通过公式（4-2）算得。$P(B|H_j)=P(B_{13}\cdot B_{23}\cdot B_{33}\cdot B_{42}\cdot B_{51}\cdot B_{61}\cdot B_{73}|H_j)=P(B_{13}|H_j)P(B_{23}|H_j)P(B_{33}|H_j)P(B_{42}|H_j)P(B_{51}|H_j)P(B_{61}|H_j)P(B_{73}|H_j)$，（$j$=1, 2, 3）。

由表 2 可得 $P(B|H_1)=9.45\times10^{-8}$，$P(H_1)P(B|H_1)=0.391\times9.45\times10^{-8}=3.695\times10^{-8}$，同理可得 $P(H_2)P(B|H_2)=5.53\times10^{-5}$，$P(H_3)P(B|H_3)=1.162\times10^{-4}$。因此通过式（4-1），可得：$P(H_1|B)=0.02\%$，$P(H_2|B)=32.2\%$，$P(H_3|B)=67.76\%$。

（4）根据上面的分析结果，初步诊断该病人为阑尾炎穿孔（H_3）可能性最大。当计算出各后验概率 $P(H_j|B)$后，作为临床判断的依据，只有当 $P(H_j|B)$ (j=1, 2,…, n) 间差距达 5 倍以上，或是当某一后验概率值达 0.85 时，才可下确切的诊断结论。

（5）智能诊断的实现代码如下所示。

```
import NumPy as np

import Pandas as pd

from functools import reduce

def test2():
```

```
df = pd.read_excel("阑尾炎数据.xlsx",header = 0,index_col = 0)
diseases=['慢性','急性','穿孔']
presenting_symptoms=["上腹痛","恶心呕吐","腹泻","体温37℃","腹肌紧张","右下腹压痛",
"WBC=19350"]
presenting_symptoms_rowIndex=[2,7,10,12,13,16,21]
```
#患者表现症状在数据表中的行索引
```
P_H=[0.391,0.493,0.116]  #慢性、急性、穿孔这3种阑尾炎的先验概率
P_B_H=[]      #患者的多个症状在3种不同类型的阑尾炎出现的条件概率（每个症状的概率乘积）
P_H_B=[]      #需要求解的3种疾病类型的概率值
sum_P_B_H=0 #贝叶斯公式的分母部分
```
#--------------接下来通过贝叶斯公式进行计算--------#

#求P(B|Hi)的值（i=1, 2, 3）
```
for i in range(3):
        P_B_H.append(reduce(lambda x,y:x * y,
                            df.ix[presenting_symptoms_rowIndex,[i]].values))
```
#求P(Hi)*P(B|Hi)的和（i=1,2,3）
```
for i in range(3):
        sum_P_B_H+=P_H[i]*P_B_H[i]
```
#最终的贝叶斯公式，求得根据患者的多个症状得到3种类型的阑尾炎的概率值
```
for i in range(3):
        P_H_B.append((P_H[i]*P_B_H[i])/sum_P_B_H)
```
#输出结果
```
print("患者症状: ",presenting_symptoms)
for i in range(3):
        print(diseases[i],"P="+str(P_H_B[i]))
test2()      #运行
```

活动4　使用 Python 建立神经网络模型

一、活动目的

熟悉机器学习函数库 sklearn 的使用方法。

二、活动内容

实验：创建二分类神经网络模型

1. 实验解析

分类问题是机器学习领域经典且常见的学习任务，根据离散类别的个数可以分为二分类和多分类两种。通过标注好的数据（训练数据）建立分类模型，从而能够对未标注的数据判别输入特征以判断其属于哪种类别，如医学影像图像识别、疾病智能诊断等。

机器学习中的分类算法较多，如决策树、支持向量机、朴素贝叶斯、集成方法、K-近邻、神经网络等算法，本实验采用神经网络建立二分类模型，实现对糖尿病的智能诊断。

2. 实验步骤

（1）采用皮马糖尿病数据集作为实验素材，数据集中的特征和分类标注说明如表 4-3 所示，其中 X 字段为输入特征（属性），Y 字段为分类标签，值为 0 表示没有患糖尿病，值为 1 表示患糖尿病。

表 4-3　　　　　　　　　　皮马印第安人糖尿病数据集字段说明

序号	字段	说明
1	X_1	怀孕次数
2	X_2	2 小时口服葡萄糖耐量测试中得到的血糖浓度
3	X_3	舒张期血压（mm Hg）
4	X_4	三头肌皮脂厚度（mm）
5	X_5	2 小时血清胰岛素（mu U/mL）
6	X_6	身体质量指数（BMI）
7	X_7	糖尿病家系作用
8	X_8	年龄
9	Y	是否患糖尿病

注：BMI 的计算方法为：BMI=体重/身高^2（体重的单位为 kg，身高单位为 m）。

（2）将数据集划分为训练数据和测试数据两部分。

（3）二分类神经网络简化模型如图 4-14 所示。将输入的特征 X 与神经网络中的隐藏层进行运算，最终可得到输出 Y。

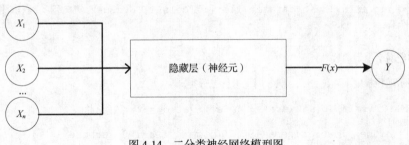

图 4-14　二分类神经网络模型图

使用机器学习 sklearn 函数库构建简单的神经网络模型。sklearn 函数库中的 neural_network 模块提供了 MLPClassifier 类来构建神经网络分类模型。在使用 MLPClassifier 构建模型时，有以下几个参数需要说明。

Slover：权重优化求解器，可设置三个值，分别为"lbfgs""sgd""adam"。"lbfgs"适用于小数据集，"adam"适用于大数据集，"sgd"表示随机梯度下降。

Activation：激活函数。可设置四个值，分别为"identity""logistic""tanh""relu"。

identity：$f(x) = x$。"logistic"：$f(x) = 1/(1+\exp(-x))$。"tanh"：$f(x) = \tanh(x)$。"relu"：$f(x) = \max(0, x)$。

hidden_layer_sizes：隐藏层及神经元的个数。例如，hidden_layer_sizes=(10,10)，表示有两个隐藏层，第一个隐藏层有 10 个神经元，第二个隐藏层也有 10 个神经元。

max_iter：最大迭代次数。

verbose：是否打印进度消息。

（4）二分类神经网络模型实现代码如下。

```
from sklearn.neural_network import MLPClassifier
import NumPy as np
import Pandas as pd


# 加载数据
train_dataset=pd.read_csv('diabetes_train_data.txt',sep=',')    #读取训练数据集
print("训练数据数: ",train_dataset.shape[0])
cols=train_dataset.shape[1]
col_nums=np.arange(0,cols-1,1)  #生成行号 1 维向量
train_x = np.array(train_dataset.iloc[:,col_nums].values)      #获取训练集特征值 X
train_y = np.array(train_dataset.iloc[:,[cols-1]].values)       #获取训练集标签 Y
test_dataset = pd.read_csv('diabetes_test_data.txt',sep=',')   #读取测试数据集
print("测试数据数: ",test_dataset.shape[0])
test_x = np.array(test_dataset.iloc[:,col_nums].values)        #获取测试集特征值 X
test_y = np.array(test_dataset.iloc[:,[cols-1]].values)        #获取测试集特标签 Y


#设置神经网络模型参数
#sgd表示随机梯度下降，logistic用于进行二分类
mlp = MLPClassifier(solver='sgd', activation= relu,
        hidden_layer_sizes=(100,100),max_iter=100,verbose=1)
```

```
#训练模型
mlp.fit(train_x, train_y)


#输出模型结果
print("模型评分: ",mlp.score(test_x,test_y))
print ("网络层数: ",mlp.n_layers_)
print ("迭代次数: ",mlp.n_iter_)
print ("损失值: ",mlp.loss_)
#模型评价指标输出
y_pred = mlp.predict(test_x)
print(classification_report(test_y, y_pred))
```

（5）模型训练输出结果为：模型评分为 81.8%，网络层数为 4 层，迭代次数为 29 次，损失值为 0.567，模型评价指标如表 4-4 所示。

表 4-4　　　　　　　　　　　　　　　模型评价指标

标签（类别）	准确率	召回率	个数
0	0.85	0.94	77
1	0.64	0.41	22
平均/总计	0.8	0.82	99

由表 4-4 可知，测试数据集中标签为 0 的数据有 77 条，标签为 1 的数据有 22 条。模型对非糖尿病的预测准确度（0.85）高于糖尿病的预测值（0.64），可能是由于训练数据中非糖尿病的记录数较多，糖尿病的记录数较少引起。

3. 思考问题

降低或增加模型参数中的最大迭代次数，模型的准确度会不会有变化？即使不改变任何参数，每次训练得到的模型评价指标是否会变化？如果会变化，其原理是什么？

项目 5
网络与信息安全

活动 1 　网络连通性测试

一、活动目的

1. 理解网络参数配置的意义，掌握网络接口 IP 地址、子网掩码、默认网关参数配置；

2. 理解网络通信的基本原理，掌握测试网络中任意主机之间的连通性的方法；

3. 学会使用 Ping、IPConfig 等常用网络命令。

二、活动内容

1. 在"网络和共享中心"窗口，单击"本地连接"按钮，进入"本地连接 状态"窗口（见图 5-1），在"属性"对话框（见图 5-2）中双击"Internet 协议版本 4（TCP/IPv4）"，进入 IP 地址配置窗口（见图 5-3），并将网络接口和 DNS 服务器地址全部设置为自动获取 IP 地址方式。

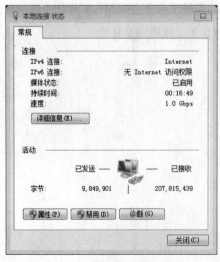

图 5-1　"本地连接 状态"窗口

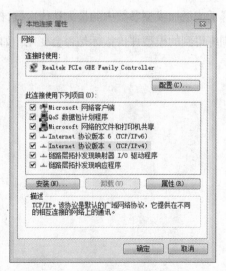

图 5-2　"本地连接 属性"窗口

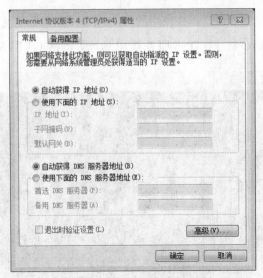

图 5-3　IP 地址配置窗口

2. 在"开始"菜单中执行"运行"命令，输入 cmd，进入命令窗口（见图 5-4 和图 5-5）。

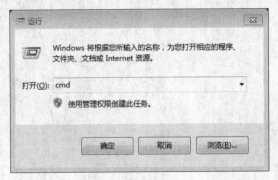

图 5-4　"运行"窗口

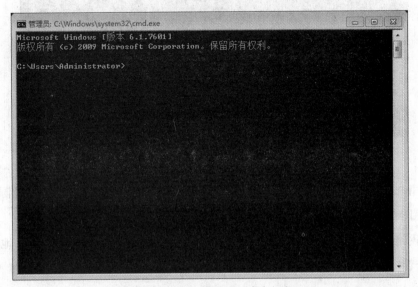

图 5-5　Windows 系统中的命令行窗口

3. 运行 IPConfig 命令查看自己正在使用的 IP 地址等网络参数信息，包括接口类型、IP 地址、子网掩码、默认网关、MAC 地址、DNS 服务器 IP 地址等信息（见图 5-6）。

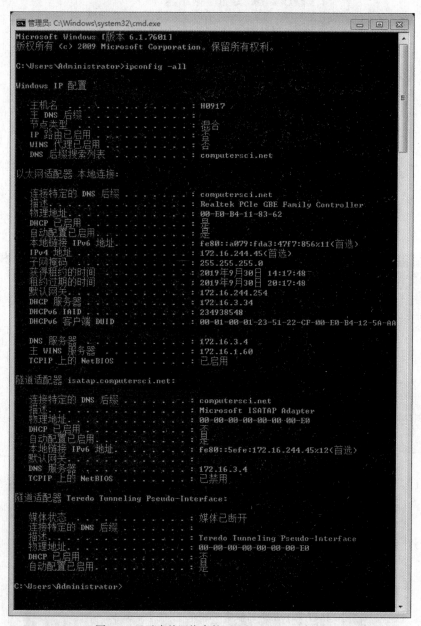

图 5-6　显示当前网络参数配置的 IPConfig 命令

4. 使用 Ping 命令分别对本机 IP 地址、默认网关、DNS 服务器地址进行连通性测试，观察测试结果（见图 5-7 和图 5-8）。

5. 为网络接口手动配置 IP 地址、子网掩码、默认网关以及 DNS 服务器的 IP 地址信息。开始配置时查看与第 3 步中的结果是否一致，并用 Ping 命令测试手动配置网络接口地址（见图 5-9～图 5-12）。

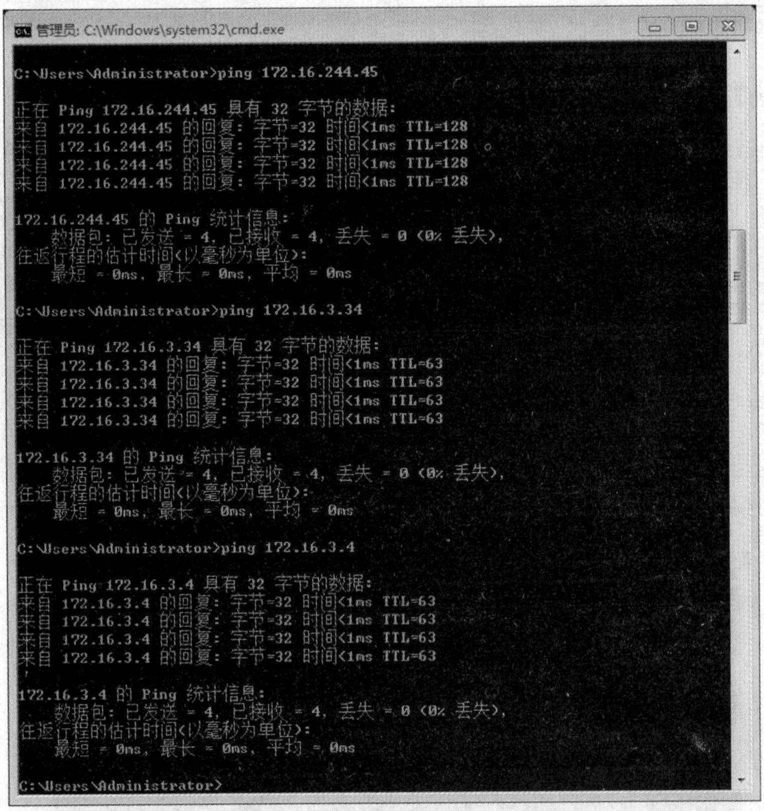

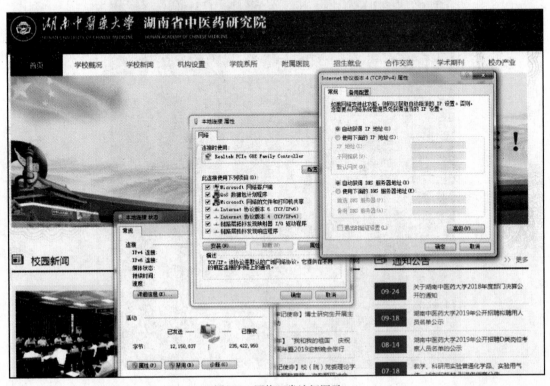

图 5-7　对 IP 地址、网关、DNS 服务器地址进行连通性测试

图 5-8　网络正常访问图示

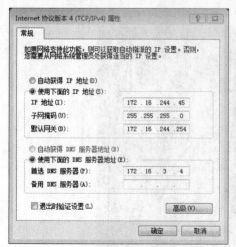

图 5-9　网络接口参数手动配置

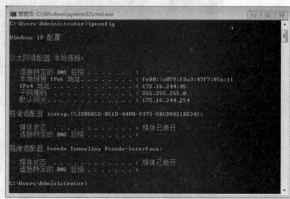

图 5-10　使用 IPConfig 命令显示手动配置网络接口参数

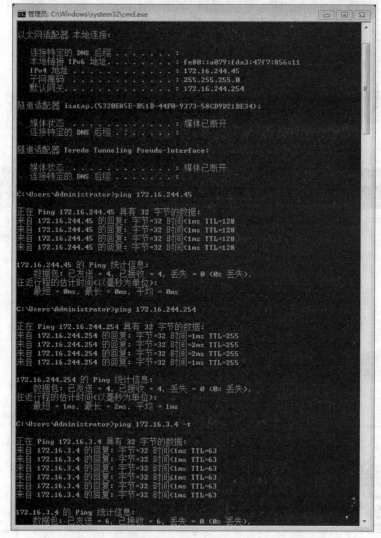

图 5-11　正确手动配置网络接口参数后的连通性测试

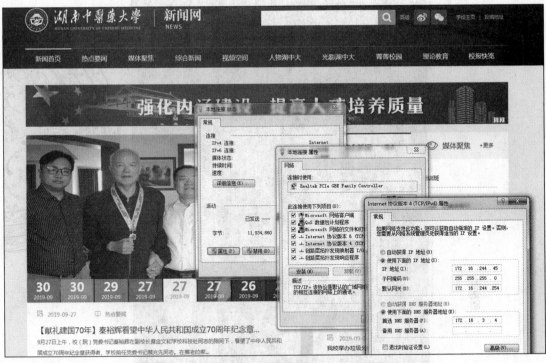

图 5-12　正确手动配置网络接口参数后网络正常访问

6. 然后分别试着将 IP 地址、子网掩码、默认网关、DNS 服务器的 IP 地址信息改为与第 3 步中查看的结果不一致，思考可能带来哪些什么问题？并且用 Ping 命令测试验证（见图 5-13～图 5-15）。

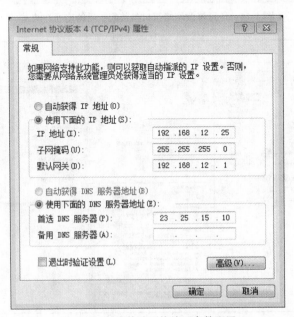

图 5-13　任意修改网络接口参数配置

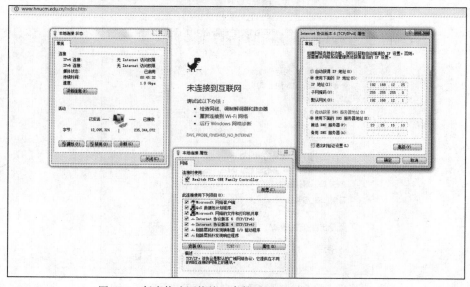

图 5-14　任意修改网络接口参数配置后的连通性测试

图 5-15　任意修改网络接口参数配置后网络无法正常访问

提示 根据所使用网络环境的不同，可选择自动或手动设置 IP 地址和 DNS 服务器。例如，大多数家庭网络需设置为"自动获得 IP 地址"及"自动获得 DNS 服务器"来获取自动分配的 IP 地址及 DNS 服务器地址，部分办公网络则需根据网络环境进行上述网络参数的手动设置。

活动 2　简单网络故障排查

一、活动目的

1. 掌握网络命令的合理使用方法，学以致用；

2. 结合理论知识联系实际，利用 Ping 命令对网络故障进行简单排查，提高发现问题、分析问题、解决问题的能力。

二、活动内容

1. 首先，打开"运行"窗口，输入 cmd，进入命令窗口模式（见图 5-16）。

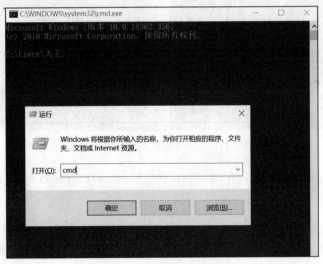

图 5-16　运行命令行窗口

2. 其次，用 IPConfig 命令显示本机 IP 地址等网络参数，或者对回环地址 127.0.0.1 进行 Ping 测试（见图 5-17）。

若该地址无法被正常"Ping 通"的话，就说明本地工作站的 TCP/IP 协议程序受到了破坏，或者网卡驱动程序不正确，抑或是硬件设备发生了损坏，需要对本地主机的 IP 地址参数配置进行检查，或者更换网卡后重新测试。如果通过 Ping 命令测试本地主机 IP 地址能够正常"Ping 通"，但是仍然无法正常连接互联网，则需要进行进一步的连通性测试。

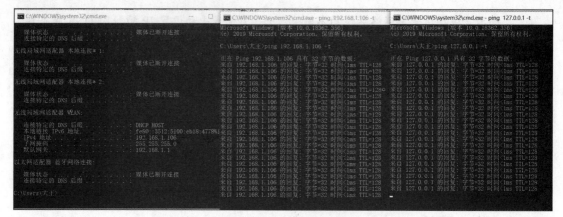

图 5-17　本地 IP 地址、回环地址连通性测试

3. 然后，对本地局域网的默认网关地址进行连通性 Ping 测试（见图 5-18）。

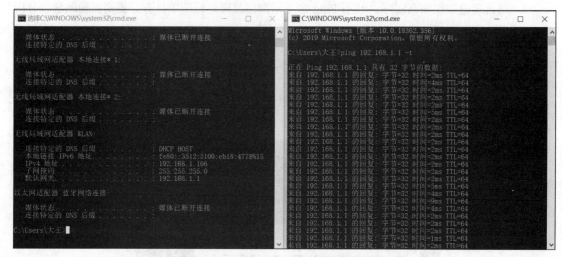

图 5-18　默认网关 IP 地址连通性测试

终端主机是通过网关与局域网中的核心设备互联，从而能在局域网内与其他终端进行互联互通。

倘若默认网关地址能被正常"Ping 通"的话，那就表明本地主机中的数据可以进入局域网中，进而能与其他工作站进行正常的通信。若 Ping 命令操作不成功的话，就很有可能是本地主机的默认网关设备自身存在问题，或者是本地主机与网关之间的线路连接故障，抑或是本地主机与默认网关不在同一子网，要根据不同故障类型进行针对性的修复。若此时默认网关能够"Ping 通"，但是还是不能接入互联网，则需要进一步地通过 Ping 命令进行连通性测试。

4. 接着，DNS 服务器是将网络服务器域名地址转换成 IP 地址的一种协议转换服务器。如果 DNS 服务器地址配置错误，将会导致无法访问 HTTP 服务器，也将无法使用 WWW 服务。因此，可以使用 Ping 命令测试本地主机与 DNS 服务器之间的连通性。在命令窗口中对 DNS 服务器 IP 地址进行连通性测试（见图 5-19）。

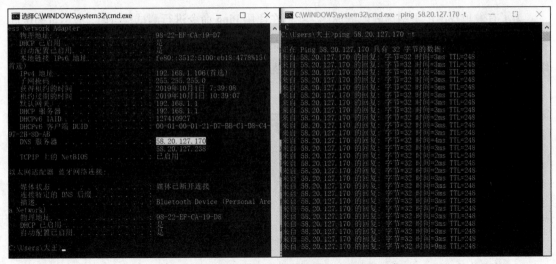

图 5-19 DNS 域名解析服务器地址连通性测试

5. 最后，可以对远程网站服务器的网址进行连通性测试。如果远程主机 IP 地址无法 "Ping 通"，则很有可能是域名解析 DNS 服务器出现了问题，而不是网络连接发生了故障。此时应在 IP 地址配置窗口中对 DNS 服务器地址进行校对；如果能够 "Ping 通"，则可以访问相应的网站（见图 5-20）。

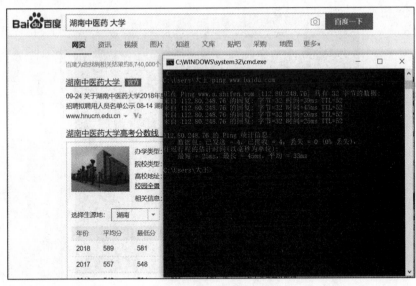

图 5-20 网络正常访问图

扩展 也可以在局域网中任意一台远程工作站的 IP 地址进行 Ping 测试，以便检验本地工作站能否通过网关设备与局域网中的其他工作站进行通信。若远程工作站的 IP 地址无法 "Ping 通"，则很有可能是远程工作站自身无法响应，或者是远程工作站与网关设备之间的线路连接出现了问题，此时我们可以将网络故障的排查重点聚焦到远程工作站上或者局域网的网络设备上。

为了有效地找出产生网络故障的原因，我们在使用 Ping 命令进行测试检查时，应尽量确保局域网中只配置了一个网关，且要使主机保持正常的使用状态；同时，还要确保本地工作站没有启用 IP 安全设置策略，这样才能够保证 Ping 命令获得正确的测试结果。

活动3　常用网络命令

一、活动目的

1. 理解 Tracert、Netstat、ARP 命令的作用；
2. 熟练掌握 Tracert、Netstat、ARP 命令的使用方法；
3. 提高动手能力，加深对网络原理和网络访问流程的理解。

二、活动内容

1. Tracert 路由跟踪命令实验

（1）在命令行窗口中输入 Tracert 命令，在其后加上需要进行数据跟踪的域名地址，如在命令行窗口中输入：tracert www.baidu.com（见图 5-21）。

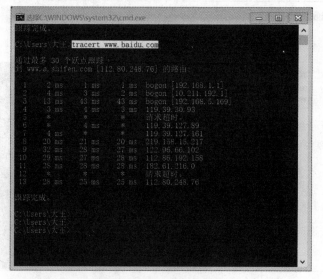

图 5-21　Tracert 命令窗口

（2）由图 5-21 中的私有地址的取值范围可以判断，第 1~3 跳中的 IP 地址均为局域网地址，利用 IP 地址专业查询网站，可以对 10.211.192.1 与 192.168.5.169 的归属地进行查询（见图 5-22）。

（3）利用 IP 地址归属地查询网站，对第 4 跳 119.39.30.93、第 8 跳 219.158.15.217、第 9 跳 122.96.66.102、第 10 跳 112.86.192.158、第 11 跳 182.61.216.0、第 13 跳 112.80.248.76 的 IP 地址归属地进行查询，如图 5-23 所示。

您查询的IP:10.211.192.1

- 本站数据：本地局域网
- 参考数据1：局域网
- 参考数据2：本地局域网
- 兼容IPv6地址：::0AD3:C001
- 映射IPv6地址：::FFFF:0AD3:C001

您查询的IP:192.168.5.169

- 本站数据：本地局域网
- 参考数据1：局域网
- 参考数据2：本地局域网
- 兼容IPv6地址：::C0A8:05A9
- 映射IPv6地址：::FFFF:C0A8:05A9

图 5-22　第 1～3 跳 IP 地址归属地查询

您查询的IP:119.39.30.93

- 本站数据：湖南省长沙市 联通
- 参考数据1：湖南长沙 联通
- 参考数据2：湖南省长沙市 联通
- 兼容IPv6地址：::7727:1E5D
- 映射IPv6地址：::FFFF:7727:1E5D

您查询的IP:219.158.15.217

- 本站数据：北京市北京市 联通
- 参考数据1：联通
- 参考数据2：中国 联通骨干网
- 兼容IPv6地址：::DB9E:0FD9
- 映射IPv6地址：::FFFF:DB9E:0FD9

您查询的IP:122.96.66.102

- 本站数据：江苏省南京市 联通
- 参考数据1：江苏南京 联通
- 参考数据2：江苏省南京市 联通
- 兼容IPv6地址：::7A60:4266
- 映射IPv6地址：::FFFF:7A60:4266

您查询的IP:112.86.192.158

- 本站数据：江苏省南京市 联通
- 参考数据1：江苏南京 联通
- 参考数据2：江苏省南京市 联通
- 兼容IPv6地址：::7056:C09E
- 映射IPv6地址：::FFFF:7056:C09E

您查询的IP:182.61.216.0

- 本站数据：北京市北京市 北京百度网讯科技有限公司 百度
- 参考数据1：江苏南京 baidu.com 电信
- 参考数据2：中国
- 兼容IPv6地址：::B63D:D800
- 映射IPv6地址：::FFFF:B63D:D800

您查询的IP:112.80.248.76

- 本站数据：江苏省南京市 联通
- 参考数据1：江苏南京 联通
- 参考数据2：江苏省南京市 联通
- 兼容IPv6地址：::7050:F84C
- 映射IPv6地址：::FFFF:7050:F84C

图 5-23　第 4 跳、第 8～11 跳 IP 地址归属地查询

（4）观察 IP 地址归属地变化，就可以判断访问目的网站的网络数据流走向，从而加深对网络工作原理的理解。

　　思考　在不同时间段，使用 Tracert 命令对同一个网站 IP 进行路由跟踪，通过解析得到的 IP 地址是否相同？为什么？

2. 地址解析协议命令实验

地址解析协议（Address Resolution Protocol，ARP），是 TCP/IP 协议簇中根据 IP 地址获取物理地址的一个协议。主机发送信息时将包含目标 IP 地址的 ARP 请求广播到局域网络上的所有主机，并接收返回消息，以此确定目标的物理地址；收到返回消息后，将该 IP 地址和物理地址存入本机 ARP 缓存中并保留一定时间，在下次请求时可直接查询 ARP 缓存以节约资源。

（1）在 c:\windows\系统文件夹下找到 cmd.exe，用鼠标右键单击后在弹出的快捷菜单中执行"以管理员身份运行"命令，进入命令行窗口（见图 5-24）。

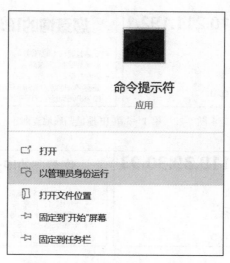

图 5-24　以管理员身份运行 cmd 程序

（2）在命令提示符下输入：arp -a，显示在计算机缓存中存储的 IP 与 MAC 地址对应表，同时可查看网关的 IP 地址及 MAC 地址，并且会显示与本机存在通信的所有 IP 地址与物理地址的映射（见图 5-25）。

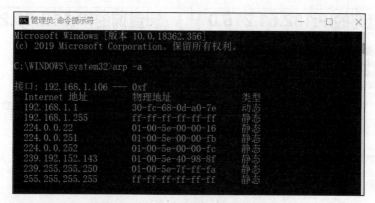

图 5-25　显示 IP 与 MAC 地址对应表

（3）在命令提示符下键入：arp -d，删除 IP 与 MAC 地址对应表，并重新建立（见图 5-26）。在正常情况下，一台主机的 ARP 缓存中应该只有网关的 MAC 地址。如果存在其他主机的 MAC 地址，则说明本地主机与这台主机最后有过数据通信。

（4）再利用 arp -a 命令观察 ARP 缓存的变化情况，也可以使用 arp -d 或-s 命令继续手动修改 ARP 调整缓存。如果某台主机既不是网关，也不是服务器，但与网内的其他主机都有通信活动，且此时又是 ARP 病毒发作时期，那么，此主机可能是 ARP 病毒源。ARP 病毒常常有"主机欺骗"和"网关欺骗"两种形式，它会使中毒主机出现网络"慢"或者网络"断"的情况。一旦发现 ARP 病毒在网络上活跃，可以通过 ARP 病毒专杀软件杀毒或者 arp –s 命令手动绑定 IP 与 MAC 物理地址对应（见图 5-27）。

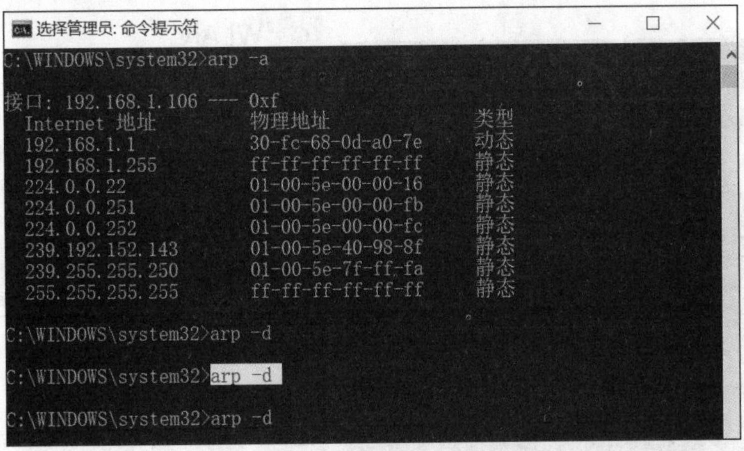

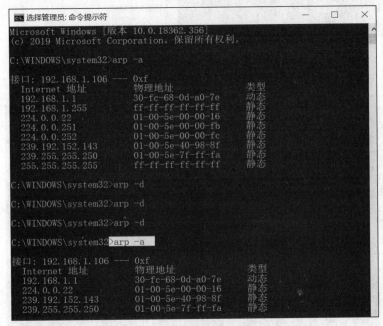

图 5-26　删除 IP 与 MAC 地址对应表

图 5-27　手动清除 ARP 缓存列表

（5）通过查找本机 IP 与物理地址的具体参数值，并且在命令行窗口中执行命令：arp -s IP 地址 物理地址，实现 IP 地址与物理地址的手动绑定，防止本机遭受其他主机的篡改而受到 ARP 欺骗攻击（见图 5-28）。

3. 使用 Netstat 命令查看主机的网络连接状态信息

Netstat 是控制台命令，是一个监控 TCP/IP 网络的非常有用的工具，它可以显示路由表、实际的网络连接以及每一个网络接口设备的状态信息。Netstat 用于显示与 IP、TCP、UDP 和 ICMP 等协议相关的统计数据，一般用于检验本机各端口的网络连接情况。具体步骤如下。

（1）进入 Windows 运行窗口，输入 cmd，进入命令行窗口模式。

（2）在命令行中输入 netstat，显示本机各个端口的网络连接情况（见图 5-29）。

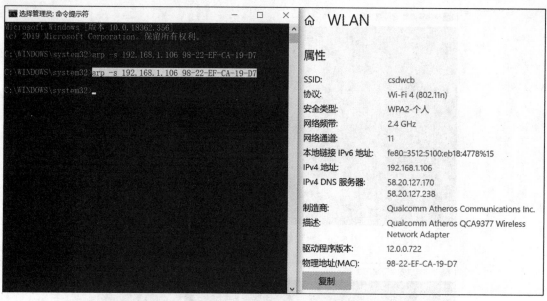

图 5-28　手动绑定 IP 与 MAC 地址

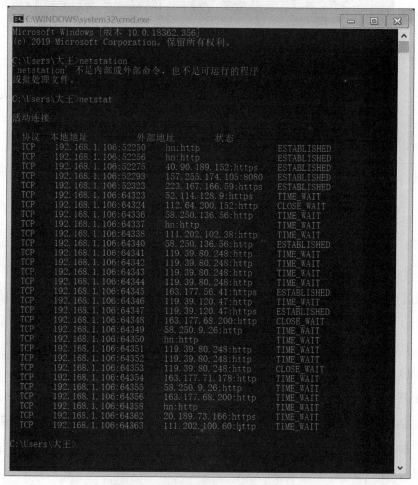

图 5-29　Netstat 命令显示端口连接信息

活动 4　网线制作实践

一、活动目的

1. 掌握 EIA/TIA 布线标准中规定的 568B 标准；

2. 掌握网线的制作方法以及网线的检测技术；

3. 提高动手能力以及对网络知识的学习兴趣。

二、活动内容

1. 准备好需要的材料：截取一根适当长度的双绞线，若干个 RJ45 水晶头，一把双绞线压线钳，一个双绞线测试仪（见图 5-30）。

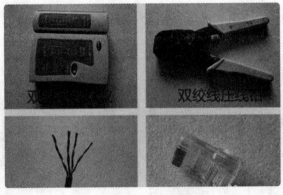

图 5-30　常用网线制作工具

2. 用压线钳将双绞线一端的外皮剥去 3cm，然后按 EIA/TIA 568B 标准线序（见图 5-31）将线芯捋直并拢。可以用压线钳剪下所需要的双绞线长度，至少 0.6m，最多不超过 100m。再利用剥线器（或其他合适的工具）将双绞线的外皮除去 2～3cm。有一些双绞线电缆中含有一条柔软的尼龙绳，如果在剥除双绞线的外皮时，裸露出的部分太短，不利于制作 RJ45 接头时，则可以紧握双绞线外皮，再捏住尼龙线往外皮的下方剥开，就可以获得较长的裸露线。

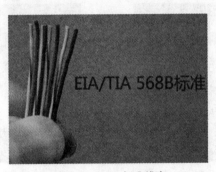

图 5-31　568B 标准线序

3. 将芯线放到压线钳切刀处，使 8 根线芯在同一平面上并拢，而且尽量直，留出一定的线芯长度（约 1.5cm），再剪齐（见图 5-32）。

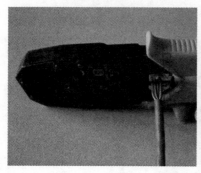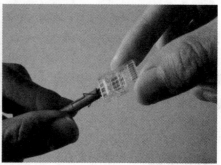

图 5-32 网线制作过程

4. 将双绞线插入 RJ45 水晶头中，插入时注意力道均衡，直到插到尽头，并且检查 8 根线芯是否已经全部充分、整齐地排列在水晶头里面。

5. 用压线钳用力压紧水晶头，再抽出水晶头即可（见图 5-33）。

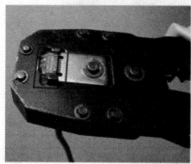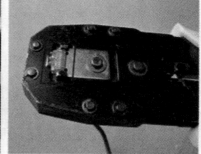

图 5-33 用网线钳压紧水晶头

6. 一端的接头就制作好了，使用同样的方法制作另一端接头。最后把网线的两端接头分别插到双绞线测试仪上，打开测试仪开关测试指示灯亮起来。如果网线正常，则两排的指示灯都是同步按照顺序从 1～8 号依次亮起。如果两排指示灯未同步亮，则表明该线芯连接有问题，应重新制作（见图 5-34 和图 5-35）。

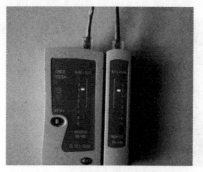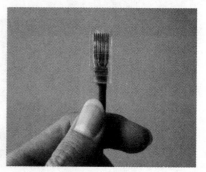

图 5-34 使用测试仪测试双绞线　　　　　　图 5-35 成品网线

知识拓展（一）　我国的互联网医疗政策

互联网医疗是以互联网为载体，以信息技术为手段（包括移动通信、云计算、物联网、大数据等技术），与传统医疗健康服务深度融合形成的一种新型医疗健康服务业态的总称。它代表医疗行业新的发展方向，同时也有利于解决中国医疗资源分布不均衡和人们日益增长的健康医疗需求之间的矛盾。

我国从 20 世纪 90 年代就开始规范和推广远程医疗服务，陆续出台了相关政策，规范和指导了远程医疗的资质管理、医疗责任控制等内容。相关的"互联网+医疗"政策包括：1999 年 1 月原卫生部颁布实施的《关于加强远程医疗会诊管理的通知》，2009 年 7 月原卫生部颁布实施的《互联网医疗保健信息服务管理办法》，2010 年 2 月原卫生部颁布的《2010 年远程会诊系统项目建设管理方案》，2014 年 8 月国家卫生计生委发布的《关于推进医疗机构远程医疗服务的意见》；2014年 12 月国家卫生计生委制定的《远程医疗信息系统建设技术指南》；2015 年 1 月国家卫生计生委下发的《关于同意在宁夏、云南等 5 个省区开展远程　医疗政策试点工作的通知》；2016 年 10 月中共中央、国务院发布的《"健康中国 2030"规划纲要》；2018 年 4 月国务院办公厅发布的《关于促进"互联网+医疗健康"发展的意见》，2018 年国家卫生健康委员会（以下简称"国家卫健委"）发布的《关于深入开展"互联网+医疗健康"便民惠民活动的通知》；2018 年 9 月国家卫健委和国家中医药管理局发布的《互联网诊疗管理办法（试行）》《互联网医院管理办法（试行）》和《远程医疗服务管理规范（试行）》。

2019 年 5 月，国家卫健委发布《关于促进"互联网+医疗健康"发展情况的报告》，报告显示，全国已有 158 家互联网医院，"互联网+医疗健康"的政策体系基本建立，行业发展态势良好。2019年 9 月，国家发展与改革委员会等 21 个部委联合印发《促进健康产业高质量发展行动纲要（2019—2022 年）》。

知识拓展（二）　无线医疗

无线医疗是指以计算机、可穿戴设备、物联网、无线通信和云计算等技术为依托，充分利用有限的医疗人力和设备资源，并发挥大医院的医疗技术优势，在疾病诊断、监护和治疗等方面提供的信息化、移动化和远程化医疗服务。

我国目前医疗需求侧和供给侧矛盾凸显，主要原因是医疗人力资源不足。从需求侧来看，老龄化加剧和慢性病患病率增长需要消耗更多的医疗人力资源。《中国人类发展报告 2016》预测，到 2020 年，我国 60 岁以上人口占总人口比重将达到 16.3%，这一数字在 2030 年将达到 23.0%。

中国卫生和计划生育统计年鉴显示，从 2003 年到 2013 年的十年间，我国的慢性病患病率增长了将近 1 倍（从 12.33%增长至 24.52%）。

从供给侧看，我国医疗资源供给持续不足，且这一问题短时间内难以改善，根据《"健康中国 2030"规划纲要》，我国预计于 2020 年实现每千人口医生数 2.5 人，2030 年实现每千人口护士数 4.7 人，相比于 2015 年每千人口医生数 2.21 人和每千人口护士数 2.36 人将有较大提升，但从规划指标数值看，仍低于当前经合组织国家的平均数。医疗信息化促进医疗健康供给侧改革，可缓解医护资源不足的问题。医疗信息化助力医疗改革，可有效地促进医疗健康服务的创新供给和信息资源的开放共享，大幅提升医疗健康服务能力和普惠水平。

《中国医疗卫生服务体系规划纲要（2015—2020 年）》指出，积极应用移动互联网、物联网、云计算和可穿戴设备等新技术，推动惠及全民的健康信息服务和智慧医疗服务，到 2020 年，全面建成互联互通的国家、省、市和县四级人口健康信息平台。《美国联邦政府医疗信息化战略规划（2015—2020）》计划推广 HIT（Healthcare Information Technology）应用（如高清晰影像、远程医疗和移动医疗等）。基于无线医联网实现医疗信息化，进一步提高医疗效率。无线医联网可使医疗信息在患者、医疗设备、医院信息系统和医护人员间流动共享，使医护人员可以随时随地地获取医疗信息，实现医疗业务移动办公，极大地提高医疗工作效率。

CubeLabs 研究指出，无线医疗应用可以每天为医疗工作者节约 39 分钟。例如，无线监护实现了远程病情监控，减少了护士病区巡查的路途奔波；移动查房借助移动医疗终端，替代了传统纸质查房，实现了医生对患者病历和影像报告随时随地的调阅以及医嘱的实时下达。

可穿戴设备、物联网和云计算领域创新技术的蓬勃涌现，推动无线医疗高速发展。柔性电子和 MEMS（微机电系统）技术推动可穿戴设备领域的发展，使医疗手环、心率贴和医疗触觉手套等新兴医疗设备诞生；传感器和无线技术推动了物联网领域的发展，降低了医疗设备联网的成本；云存储、大数据分析和人工智能技术推动了医疗数据存储分析领域的发展，使诸如云 EMR、云 PACS 和云 LIS 等医疗数据服务平台逐渐成熟。在创新技术的推动下，全球无线医疗市场以超过 20%的速度持续高速增长，整体无线医疗市场 2015 年和 2016 年分别为 390.3 亿美元和 454.0 亿美元，预计 2020 年将达到 1101 亿美元。

无线医联网的推进有助于医疗业务信息化，促进医疗资源共享，提升医疗工作效率和诊断水平。无线医疗使医护人员可以随时随地获取医疗信息，实现移动查房、移动护理、远程查房和机器人医疗服务等，减少医务人员的路途奔波，提高医务人员的工作效率。无线医疗还可以提升院间信息互通和业务协同水平，上级中心医院拥有医疗专家资源和完善的医疗设施，借助无线医联网可远程指导医疗联合体内下级医院的医疗业务，提升医疗诊断水平。

无线医联网由运营商部署和维护，可节省医院运营成本。以往医院都需要购买大量的通信设备和服务器建立物理专网保障院内医疗业务通信的安全和可靠，还需要投入专门的运营团队进行日常维护。引入无线医联网后，通信设备由运营商提供和部署，并负责运维，可极大地节省医院在此方面的投入成本。

无线医联网还可助力医疗融合创新，帮助医院开展智慧医疗新业务。无线医联网具备平滑演进能力，将与云计算、大数据、数字影像和人工智能等技术相结合渗透到医疗业务的各个环节，推动医疗朝无线化和智能化方向发展。

知识拓展（三） 认识网线

（1）568A 和 568B 是 EIA/TIA（美国电子工业协会/电信工业联盟）制定的网线制作行业标准，规定了双绞线内的 8 个不同颜色的细线从左到右插入水晶头的顺序，这两者只有线序上的区别，其他的内容均一致。线序排序区分如下。

568A：绿白-1，绿-2，橙白-3，蓝-4，蓝白-5，橙-6，棕白-7，棕-8。

568B：橙白-1，橙-2，绿白-3，蓝-4，蓝白-5，绿-6，棕白-7，棕-8。

当网线双端同时都采同相同方案时，则视为直通线；当采用不同的方案时，则视为交叉线。

（2）目前最常用的是五类线、超五类线、六类线、七类线。其中五类线已经被超五类取代，七类线造价高，实际应用很少。

五类线：传输带宽为 100MHz，用于语音传输和最高传输速率为 100Mbit/s 的数据传输，主要用于 100BASE-T 和 10BASE-T 网络，已被超五类线替代。

超五类线：具有衰减小，串扰少的传输特点，超五类线主要用于千兆以太网。

六类线：该类电缆的传输带宽为 250MHz，六类布线的传输性能远远高于超五类标准，最适用于传输速率为 1Gbit/s 的应用。

超六类线：超六类线是六类线的改进版，主要应用于万兆网络中，最大传输速度可达到 10Gbit/s。

七类线：它主要是为了适应万兆以太网技术的应用和发展。但它不再是一种非屏蔽双绞线，而是一种屏蔽双绞线，所以它的传输频率至少可达 600 MHz，传输速率可达 10Gbit/s。

项目 6

信息资源管理与利用

活动 1 使用 Access 软件建立数据库

一、活动目的

1. 熟悉 Access 软件的安装；
2. 熟悉 Access 数据库与表的创建。

二、活动内容

1. 安装 Access 数据库软件

（1）Access 简介

Access 是由微软公司最早于 1992 年 11 月发布的独立的关系数据库管理系统，1993 年该系统升级为 2.0 版本并成为 Office 套件中的一个组件。随后，微软公司先后发布了多个 Access 版本，如 Access 10.0/2002、Access 2003、Access 2007、Access 2010、Access 2016。其中 Access 2010 不仅功能完善，界面美观，且使用简便，是目前广泛使用的一个版本。与其他数据库管理系统相比，Access 具有存储方式简单、易于维护管理、界面友好、易于操作等优势。Access 也是一个面向对象的开发工具，它基于 Windows 操作系统下的集成开发环境（该环境集成了各种向导和生成器工具），可极大地提高开发人员的工作效率，能快速实现建立数据库、创建表、设计用户界面、设计数据查询、报表打印等操作。

（2）安装步骤

① 打开 Office 2010 安装包中的 setup.exe 文件，启动安装程序，如图 6-1 所示。

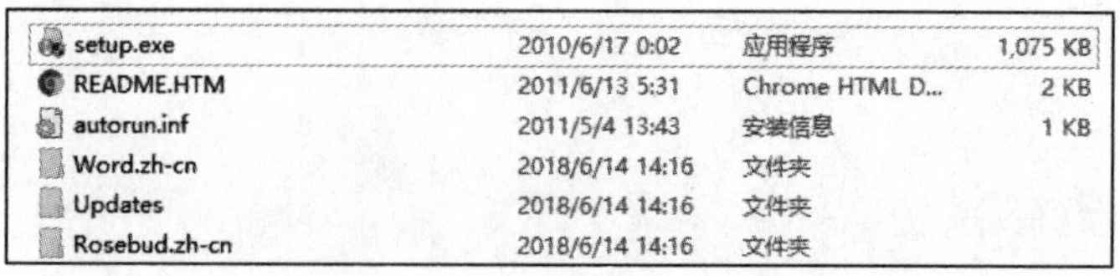

setup.exe	2010/6/17 0:02	应用程序	1,075 KB
README.HTM	2011/6/13 5:31	Chrome HTML D...	2 KB
autorun.inf	2011/5/4 13:43	安装信息	1 KB
Word.zh-cn	2018/6/14 14:16	文件夹	
Updates	2018/6/14 14:16	文件夹	
Rosebud.zh-cn	2018/6/14 14:16	文件夹	

图 6-1 Access 安装包目录

② 安装选项，选择"自定义"安装选项，如图 6-2 所示。

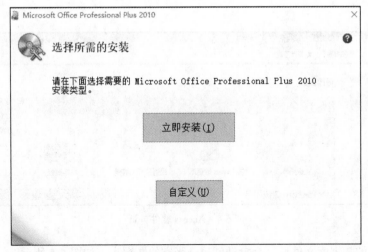

图 6-2 选择安装方式界面

③ 选择需要安装的模块，如图 6-3 所示。"文件位置"即自定义软件安装路径，推荐将软件安装到非系统盘（C:盘以外的盘）。设置完成后，单击"立即安装"按钮即可完成 Access 软件的安装。

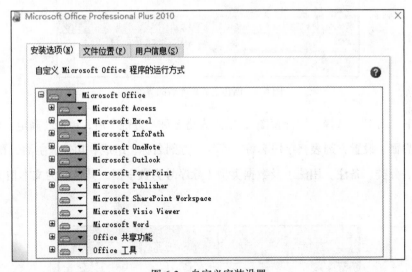

图 6-3 自定义安装设置

安装好 Access 后，便可以建立数据库与表来管理数据，甚至可以创建一套数据管理软件。接下来使用 Access 创建一个方剂数据库。

2. 使用 Access 数据库软件创建数据库及数据表

在 Access 数据库管理系统中，每个 Access 数据库都以单独一个数据库文件的形式存储在磁盘中。该数据库文件既可以通过 Access 软件打开，也可以应用于其他应用程序中。创建数据库与数据表是利用 Access 软件管理数据的基础。操作步骤如下。

（1）打开 Access 2010，单击"空数据库"选项，如图 6-4 所示，即可建立一个空白的数据库文件。

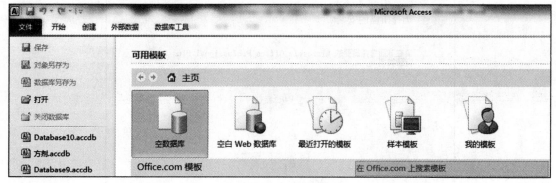

图 6-4　Access 软件首页

（2）创建空的数据库文件后，会自动创建一张空的数据表，如图 6-5 所示。

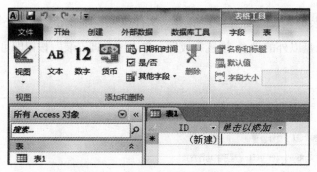

图 6-5　创建空数据库后的界面

（3）选中"表 1"，选择"设计视图"，输入表格名称"方剂"后，单击"确定"按钮进入表格结构设计界面，设置方剂表格字段名称（序号、方剂名称、组成、功效、主治、君药、臣药、佐药、使药、分类、备注、用法）及数据类型（除序号为数字型，其他均为文本型），如图 6-6 所示。

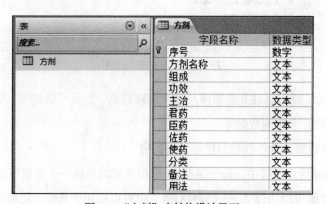

图 6-6　"方剂"表结构设计界面

（4）录入数据。双击打开已经创建好的方剂表格，将常用方剂逐条录入表格中，如图 6-7 所示。

序号	方剂名称	组成	功效	主治	君药	臣药	佐药	使药	分类	备注	用法
1	麻黄汤	麻黄，桂	发汗解表	外感风寒	麻黄	桂枝	杏仁	甘草	解表药		
2	桂枝汤	桂枝，芍	解肌发表	外感风寒	桂枝	白芍	生姜，大	甘草	解表药	芍药=白芍	
3	九味羌活汤	羌活，防	发汗祛湿	外感风寒	羌活	防风，苍	细辛，白	甘草	解表药	生地黄=生	
4	小青龙汤	麻黄，芍	解表散寒	外寒内饮	麻黄，桂	干姜，细	五味子	炙甘草	解表药	炙甘草=甘	
5	香薷散	香薷，白	散寒解表	暑月感寒	香薷	厚朴	白扁豆		解表药		

图 6-7　"方剂"数据表

（5）保存数据库文件。依次单击界面左上角的"文件"选项卡→"数据库另存为"按钮，在弹出的文件保存界面中选择数据库文件保存路径，输入数据库文件名称"方剂"后，单击"保存"按钮即可（见图 6-8）。

图 6-8　保存数据库文件

活动 2　方剂检索程序的实现

一、活动目的

1. 熟悉 Access 应用程序开发流程；
2. 熟悉窗体的数据管理与数据交互原理。

二、活动内容

1. 创建检索方剂的窗体、查询及 VBA 代码

（1）窗体简介

窗体是 Access 中的一种对象，用于实现用户与 Access 之间的数据交互。其图形化操作界面，与 Access 中的查询对象及 VBA 代码结合使用，可使用户简便、快捷地管理数据。

（2）创建流程

① 打开活动 1 中创建好的方剂数据库，在"创建"选项卡中的窗体区域选择"空白窗体"选项，如图 6-9 所示。

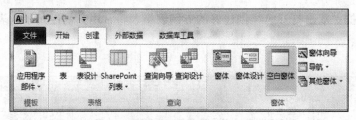

图 6-9　创建空白窗体

② 在新建的窗体区域中右击鼠标，进入设计视图，从控件工具中选择文本框及按钮控件添加至窗体中，如图 6-10 所示。并设置好文本框的标签文字及名称（设置属性表中的标题属性和名称属性），文本框的名称设置为标签显示的文字，例如，与"方剂名称"标签一组的文本框的名称也设置为"方剂名称"。同时设置好两个按钮的标题属性（"查询"与"查看详细信息"），如图 6-11 所示。保存窗体，并将其命名为"方剂检索窗体"。

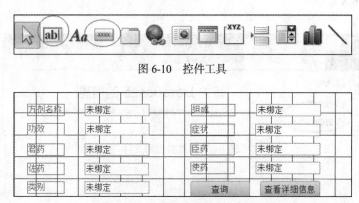

图 6-10　控件工具

图 6-11　在窗体中添加相应的控件

③ 创建一个查询，命名为"方剂查询"后保存。选择"创建"选项卡中的"查询设计"选项，查询的字段及条件设置如图 6-12 所示，如"方剂名称"字段的条件表达式为：Like "*" & [Forms]![方剂检索窗体]![方剂名称] & "*"，意为查询时，调用窗体中方剂名称文本框的输入值作为查询条件，查询的方式为模糊匹配。除"序号"字段外，其余字段的条件均引用"方剂检索窗体"中对应的文本框的值。

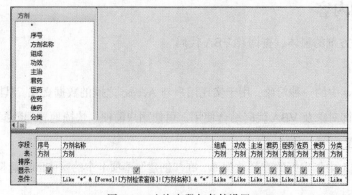

图 6-12　查询字段与条件设置

④ 在"方剂检索窗体"中再添加一个子窗体，用于显示查询结果。具体操作方法为：在"设计"选项卡的控件列表中，选择"子窗体"图标，如图6-13所示，拖曳到"方剂检索窗体"中，添加好子窗体后，无须再通过向导进行设置。

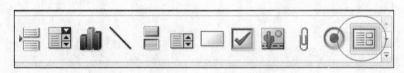

图6-13 子窗体控件图标

⑤ 建立窗体与查询之间的联系。在属性表中，设置子窗体的"源对象"为第3步创建好的"方剂查询"，效果如图6-14所示。

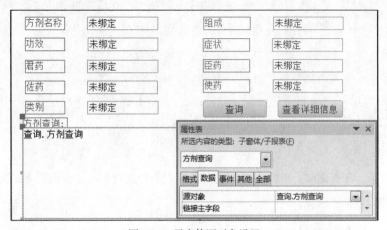

图6-14 子窗体源对象设置

⑥ 设置"查询"按钮的单击事件为代码生成器，如图6-15所示。可使用同样的方法设置"查看详细信息"按钮。

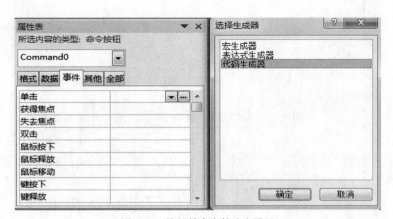

图6-15 按钮单击事件响应设置

⑦ 编写VBA代码实现方剂查询和查看详细信息功能。具体代码如下。

```
Private Sub Command0_Click()
```

```
        Me.方剂查询.Requery
End Sub
Private Sub Command1_Click()
        Dim frm_res As Form
        Set frm_res = Forms!方剂检索窗体!方剂查询.Form
        msg = "方剂名称:" & frm_res.Recordset.方剂名称 & Chr(10)
        msg = msg & "组成:" & frm_res.Recordset.组成 & Chr(10)
        msg = msg & "功效:" & frm_res.Recordset.功效 & Chr(10)
        msg = msg & "主治:" & frm_res.Recordset.主治
        msg = msg & "君药:" & frm_res.Recordset.君药 & Chr(10)
        msg = msg & "臣药:" & frm_res.Recordset.臣药 & Chr(10)
        msg = msg & "佐药:" & frm_res.Recordset.佐药 & Chr(10)
        msg = msg & "使药:" & frm_res.Recordset.使药
        msg = msg & "分类:" & frm_res.Recordset.分类
        a = MsgBox(msg, vbOKOnly, "方剂详细信息")
End Sub
```

⑧ 运行效果。在查询时，可输入一个或多个查询条件进行查询，查询的方式为模糊匹配，方剂检索程序如图 6-16 所示。

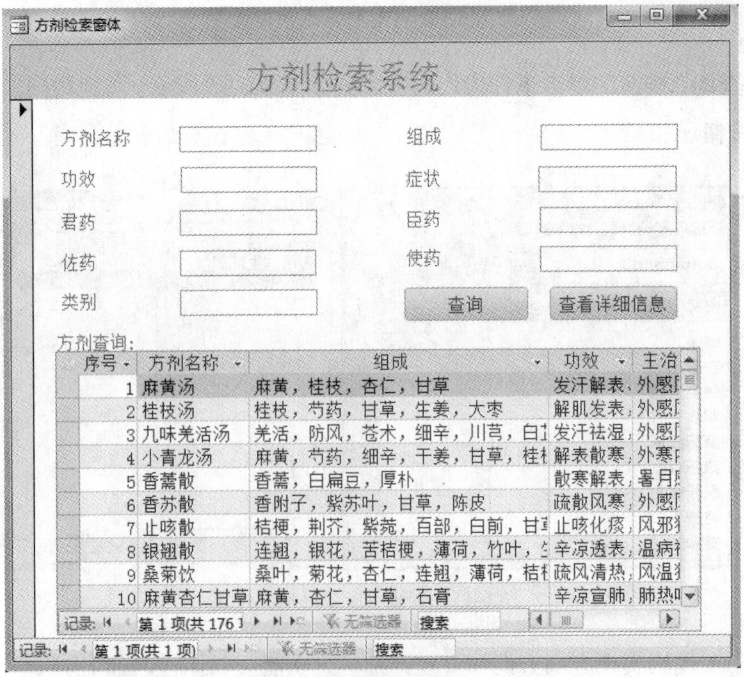

图 6-16　方剂检索运行效果

在功效文本框中输入"清热"，症状文本框中输入"腹痛"，单击"查询"按钮，即可查出相应的治疗方剂信息。选中一条记录，单击"查看详细信息"即可查看该方剂的完整信息，如图6-17与图6-18所示。

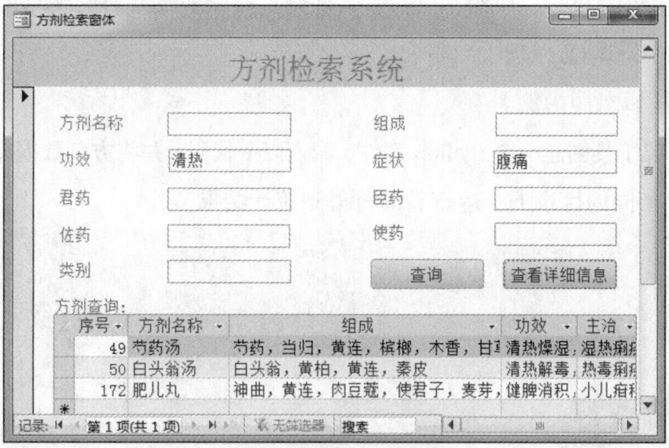

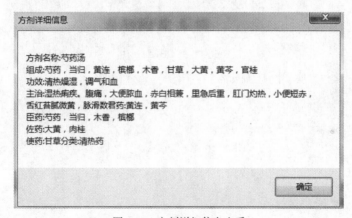

图 6-17　方剂检索结果

图 6-18　方剂详细信息查看

活动 3　药物组方规律挖掘

一、活动目的

1. 熟悉词频统计方法及其在君、臣、佐、使药物统计中的应用；
2. 熟悉关联规则算法原理及其在中药组方规律中的应用。

二、活动内容

1. 分析方剂中君、臣、佐、使四类药物的药物频次。

君、臣、佐、使，即从多元用药的角度，论述各药在方中的地位及配伍后的药性与药效变化规律。通过对君、臣、佐、使药物进行词频统计，探索中药的使用情况。

（1）实现思路

① 对方剂表中的"君药""臣药""佐药""使药"四个字段分别生成词文档。

② 对第一步生成的词文档进行词频统计。

（2）实现代码（以君药为例）

利用 Python 开发工具创建一个 Python 文件，输入以下代码，并将方剂数据库文件（方剂.accdb）复制到 Python 文件相同的目录下，运行后即可得到统计结果。

```
import pyodbc
import os,random
import traceback
def createWordTxt():
    #连接 Access 数据库
    DBfile = r"方剂.accdb"  # 数据库文件
    conn = pyodbc.connect(r"Driver={Microsoft Access Driver (*.mdb, *.accdb)};
                         DBQ=" + DBfile + ";Uid=;Pwd=;")
    #读取 Access 数据库中的方剂表格
    cursor = conn.cursor()
    SQL = "SELECT 君药 from 方剂;"
    cursor.execute(SQL)
    number = cursor.fetchall()
    #将读取的数据写入 TXT 文件
    f = open("君药" + '.txt', 'w', encoding="utf-8")
    for loanNumber in number:
        if loanNumber[0] != None:
            f.write(loanNumber[0] + "\n")
    for loanNumber in number:
        if loanNumber[0] != None:
            f.write(loanNumber[0] + "\n")
    f.close()
    cursor.close()
    conn.close()
createWordTxt()
```

```
filename='君药.txt'
dirname=os.getcwd()
f_n=os.path.join(dirname,filename)
with open(f_n,encoding="utf-8") as f:
    s=f.readlines()
words=[]
for line in s:
    words.extend(line.strip().split(' '))
def geshi(a,b,c):
        return alignment(str(a))+alignment(str(b),18)+alignment(str(c))+'\n'
def alignment(str1, space=8, align = 'left'):
    length = len(str1.encode('utf-8'))
    space = space - length if space >=length else 0
    if align in ['left','l','L','Left','LEFT']:
        str1 = str1 + ' ' * space
    elif align in ['right','r','R','Right','RIGHT']:
        str1 = ' '* space +str1
    elif align in ['center','c','C','Center','CENTER','centre']:
        str1 = ' ' * (space //2) +str1 + ' '* (space - space // 2)
    return str1
try:
    w_s=geshi('序号','词','频率')
    wordcount=sorted([(w,words.count(w)) for w in set(words)],key=lambda
l:(-l[1],l[0]))
    for (w,c) in wordcount:
        w_s+=geshi(wordcount.index((w,c))+1,w,c)
    writefile='君药_count.txt'
    w_n=os.path.join(dirname,writefile)
    with open(w_n,'w',encoding="utf-8") as wf:
        wf.write(w_s)
except :
    traceback.print_exc()
```

（3）统计结果

运行程序，得到常用方剂中的"君、臣、佐、使"四类药物的使用频次，如表 6-1 和表 6-2 所示（注：表格只列出前 10 种药物的词频）。

表 6-1　　　　　　　　　　　　　　　"君药""臣药"词频统计

序号	君药	频次	序号	臣药	频次
1	大黄	8	1	当归	13
2	生地黄	8	2	麦冬	13
3	黄芪	8	3	人参	12
4	柴胡	7	4	黄芩	11
5	熟地黄	7	5	半夏	10
6	白术	6	6	白术	10
7	附子	6	7	白芍	10
8	人参	5	8	黄连	8
9	半夏	5	9	厚朴	7
10	麝香	5	10	川芎	7

表 6-2　　　　　　　　　　　　　　　"佐药""使药"词频统计

序号	佐药	频次	序号	使药	频次
1	茯苓	22	1	甘草	49
2	生姜	19	2	炙甘草	24
3	当归	17	3	大枣	8
4	人参	16	4	生姜	4
5	大枣	13	5	桔梗	3
6	甘草	12	6	蜂蜜	3
7	陈皮	11	7	生甘草	2
8	白术	10	8	粳米	2
9	白芍	10	9	薄荷	2
10	桔梗	9	10	升麻	1

2. 对方剂中的药物组方进行关联规则分析

（1）关联规则算法介绍

关联规则（Association Rules）反映一个事物与其他事物之间的相互依存性和关联性，是数据挖掘的一个重要技术，用于从大量数据中挖掘出有价值的数据项之间的相关关系。其最早应用于购物数据分析。关联规则有多种算法，Apriori 算法为其中的经典代表。

Apriori 算法的原理为：设 $I=\{I_1, I_2, \cdots, I_n\}$ 是方剂中所有的组方集合，每个组方称之为事务 t（Transaction），其为 I 的非空子集。关联规则是形如 $X \rightarrow Y$ 的蕴含表达式（X、Y 为 I 的子项集）。规则在 I 中的支持度（Support）是 I 中同时包含项集 X 和 Y 的百分比，即概率；置信度（Confidence）

是 I 中已经包含 X 的情况下，包含 Y 的百分比，即条件概率。Apriori 算法旨在挖掘出满足最小支持度和置信度条件下的项集关联规则，表示为 Ln（n 代表项的个数）。

在中医药理论的指导下，按照病情需要和药性特点，将两味以上药物配合使用不仅能够增强药物的疗效，而且可以扩大治疗范围，适应复杂病情。把关联规则引入到中药配伍的数据分析中，目的是通过对中药配伍数据的分析，发现方剂处方中中药成分之间所蕴含的关联关系，从而为中医医生开具处方提供辅助的决策信息。

（2）实现思路

① 定义一个全局变量 k，为支持度阈值，即在构建规则时，可设置支持度低于阈值时，不加入频繁项集合。例如，设置 $k=3$，若某个二项集规则（天冬、附子）在所有组方中仅出现两次，则该规则不加入频繁项集，不进行下一步计算。

② 初步扫描事务集，先搜索出候选 1 项集及对应的支持度，剪枝去掉低于支持度 k 的 1 项集，得到频繁 1 项集。

③ 对剩下的频繁 1 项集进行连接，得到候选的频繁 2 项集，筛选去掉低于支持度 k 的候选频繁 2 项集，得到支持度不低于 k 的频繁二项集。

④ 依此类推，不断迭代下去，直到算法无法找到频繁 $n+1$ 项集为止，每一次迭代对应的频繁项集合以及支持度均可打印输出或者写入结果表中。

（3）实现代码

利用 Python 开发工具创建一个 Python 文件，输入以下代码，并将方剂数据源文件（方剂.xlsx）复制到 Python 文件相同的目录下，运行即可生成"方剂关联规则.xlsx"文件，将统计结果存储于该文件中。

```python
import itertools
import copy
import xlwt
from openpyxl import load_workbook
import openpyxl
#创建方剂关联规则 Excel
fileName="方剂关联规则.xlsx"
wb = openpyxl.Workbook()
wb.save(fileName)
ex=load_workbook(filename=r''+fileName+'')
ws = ex.get_sheet_by_name("Sheet")

k = 1                    #支持度阈值
```

```
frequenceItem = []    #存储频繁项集的列表
def getDataSet():
     fileName="方剂.xlsx"
     ex=load_workbook(filename=r''+fileName+'')
     ws = ex.get_sheet_by_name("Sheet1")
     row=ws.max_row
     dataset = []
     for r in range(1,row):
          temp1 = ws.cell(row=r, column=3).value.strip().split(', ')
          temp2=[]
          for e in temp1:
               temp2.append(e)
          if len(temp2)>1:
               dataset.append(temp2)
     return dataset
'''
初步扫描事务集，从事务集里获取候选1项集
'''
def find_item( dataset ):
     length = len(dataset)
     for i in range(0, length):
          if  i == 0:
               tmp = set(dataset[i])
          tmp.update(set(dataset[i]))
     candidate=list(tmp)
     candidate.sort()
     return candidate
'''
从候选项集里找出频繁项集，其中 num 代表频繁 num+1 项集
如 num 为 0 表示从候选 1 项集中找出频繁 1 项集
'''
def find_frequent( candidate, dataset, num):
     frequence = []
```

```
        length = len(candidate)

        count = []

        for i in range(0, length):

                count.append(0)

                count[i] = 0

                if num == 0:

                        child= set([candidate[i]])

                else:

                        child = set(candidate[i])

                for j in dataset:

                        parent = set(j)

                        if  child.issubset(parent):

                                count[i] = count[i]+1

        r=ws.max_row+1

        for m in range(0, length):

                if  count[m] >= k:

                        print(str(candidate[m])+' '+str(count[m]))

                        if len(candidate[m])>4:break #只统计 4 项集以下的关联规则

                        frequence.append(candidate[m])

                        ws.cell(row=r, column=2).value=str(candidate[m])

                        ws.cell(row=r, column=3).value=str(count[m])

                        r=r+1

        ex.save(filename=fileName)

        return frequence
'''

对不必要的候选 n 项集进行剪枝

'''

def pre_test(candidate, num,frequence):

        r_candidate = copy.deepcopy(candidate)

        for each in candidate:

                for each2 in itertools.combinations(each,num):

                        tmp= (list(each2))

                        tag = 0
```

```
                        for j in frequence:
                            if num == 1:
                                if (tmp[0] == j):
                                    tag = 1
                                    break
                            else:
                                if tmp == j:
                                    tag = 1
                                    break
                        if tag == 0:
                            r_candidate.remove(each)
                            break
    return r_candidate
'''''
通过频繁 n-1 项集产生候选 n 项集，并通过先验定理对候选 n 项集进行剪枝
'''
def get_candidata( frequence, num ):
    length = len(frequence)
    candidate =[]
    if num == 1:
        for each in itertools.combinations(frequence,2):
            tmp = list(each)
            tmp3 = []
            tmp3.append(tmp[0])
            tmp3.append(tmp[1])
            candidate.append(tmp3)
    else:
        for i in range(0,length-1):
            tmp1 = copy.deepcopy(frequence[i])
            tmp1.pop(num-1)
            for j in range(i+1, length):
                tmp2 = copy.deepcopy(frequence[j])
                tmp2.pop(num-1)
```

```
                    if  tmp1 == tmp2:
                        tmp3 = copy.deepcopy(frequence[i])
                        tmp3.append(frequence[j][num-1])
                        candidate.append(tmp3)
        candidate2 = pre_test(candidate, num, frequence)
        return candidate2
if __name__=='__main__':
    dataset = getDataSet()
    Item = find_item(dataset)
    num = 0
    frequenceItem= []
    while 1:
        if num == 0:
            candidate = Item
        else:
            candidate = get_candidata(frequenceItem[num-1],num)
        frequenceItem.append(find_frequent( candidate, dataset, num))
        if frequenceItem[num] == []:
            frequenceItem.pop(num)
            break
        num = num+1
```

（4）统计结果

方剂中的中药组方规律如表6-3所示（表格只列出支持度排在前20位的2项集与3项集规则。由于数据量较小，规则的支持度普遍较小）。

表6-3　　　　　　　　　　　　　　药物的关联规则及支持度

二项集规则	支持度（出现频次）	三项集规则	支持度（出现频次）
[人参，甘草]	23	[人参，甘草，白术]	9
[当归，甘草]	19	[人参，半夏，甘草]	7
[甘草，白术]	17	[甘草，白术，茯苓]	7
[半夏，甘草]	14	[人参，大枣，甘草]	6
[甘草，芍药]	14	[人参，当归，甘草]	6
[甘草，茯苓]	13	[大枣，甘草，生姜]	6

二项集规则	支持度（出现频次）	三项集规则	支持度（出现频次）
[川芎，甘草]	12	[当归，甘草，芍药]	6
[甘草，黄芩]	12	[人参，大枣，生姜]	5
[人参，白术]	11	[人参，甘草，生姜]	5
[大枣，甘草]	11	[半夏，大枣，甘草]	5
[柴胡，甘草]	11	[川芎，当归，甘草]	5
[人参，当归]	10	[川芎，甘草，羌活]	5
[白术，茯苓]	10	[川芎，甘草，防风]	5
[大枣，生姜]	9	[当归，甘草，生地黄]	5
[桂枝，甘草]	9	[当归，甘草，白术]	5
[大黄，甘草]	8	[桂枝，甘草，芍药]	5
[干姜，甘草]	8	[人参，半夏，大枣]	4
[桔梗，甘草]	8	[人参，川芎，当归]	4
[甘草，陈皮]	8	[人参，川芎，甘草]	4
[人参，半夏]	7	[人参，当归，白术]	4

知识拓展　数据可视化函数库介绍

对数据信息进行管理和分析时，通常需要作图以直观地反映数据特征。该过程称为数据可视化。数据可视化能让人们更直观地了解数据中的信息。

Python 中有多个用于可视化的函数库，利用这些函数库可以轻松地实现数据可视化。

1. 常用函数库

（1）Matplotlib：基于 Python 的绘图库，在设计上与 Matlab 有些相似，Matplotlib 提供完全的二维图形支持。用户仅需编写几行代码，便可以生成散点图、直方图、柱状图、饼图、箱形图等，在数据统计分析中应用十分广泛。

（2）Seaborn：Seaborn 是对 Matplotlib 的扩展，默认绘图风格和色彩搭配都具有现代美感，它提供的更高级的函数封装在应用中更加方便、灵活。

（3）Bokeh：与 Matplotlib 和 Seaborn 不同，Bokeh 基于 Web 网页，主要用于创建交互式的网站图，输出格式可以为 JSON 对象、HTML 或交互式 Web 应用程序。另外，Bokeh 还支持流媒体和实时数据，在 Web 应用程序开发中使用十分广泛。

2．Matplotlib 绘图函数介绍

Matplotlib 函数库中提供了 pyplot 模块用于绘制各类图形，其中常见的绘图函数介绍如下。

（1）pyplot.bar：绘制条形图。

（2）pyplot.pie：绘制饼状图。

（3）pyplot.scatter：绘制散点图。

（4）pyplot.hist：绘制直方图。

（5）pyplot.boxplot：绘制箱形图。